本気で取り組む 診療連携

横須賀市立うわまち病院
管理者
沼田 裕一

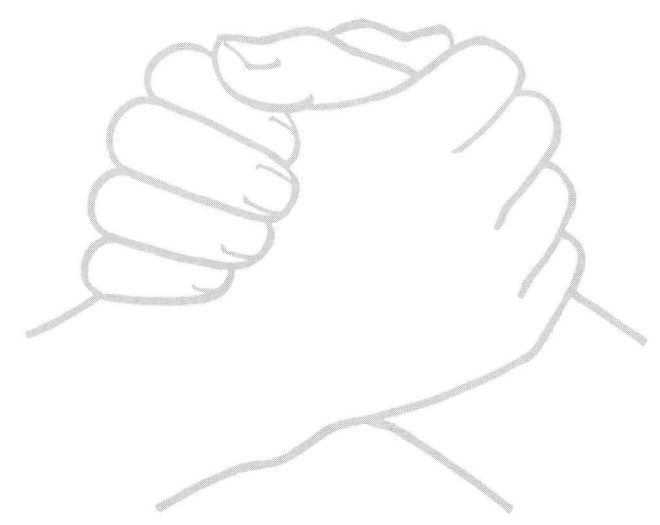

メディカルサイエンス社

序

　この『本気で取り組む診療連携』は、これからの医療経営に共通の「基本原理」を説く本である。診療連携に留まるものではない。診療連携を核にして、医療経営の全ての側面に活動が展開されていく。本書は、どのような経営環境の変化においても、今後の医療経営の揺るぎのない基盤となる、以下の3つの特徴を有している。

　第一に、本書は、これからの医療制度の変革が続く時代に、一層重要性を増す「連携」の実践方法を解き明かしている。我が国では、限られた財源と資源のもと、超高齢社会は進展し、医療介護のニーズが拡大していく時代に、医療の質とアクセスの維持・向上を図りながら、いかに効率的な医療介護システムを構築するかが、極めて重要な国家的課題となっている。そのための地域医療構想、地域医療計画、地域包括ケアを含む制度改革が設計されて実践されていく中で、最も重要なキーワードは、「連携」である。地域医療において、機能ごとに拠点化と分散を図り、連携を強化していくことが、質を維持向上し効率化する際の、国策の基本方針となっている。その連携を主なターゲットとし、具体的な実践論を説く、実に時宜を得た内容となっている。しかも、医療介護における「連携」は、今後ますます重要となるばかりか、医療機関が自らの力を発揮していくための、医療経営の普遍的なテーマであることを、本書により再認識させられる。

　第二に、本書は、いかなる状況にも対応できる基本姿勢・手法、すなわち、真正面から現実を捉え「本気で取り組む医療経営」の実際を詳述している。沼田氏は、若くして、病院の改革を任され、診療連携や救急医療などの展開を通じて、病院機能を拡充し、病院を蘇らせ、次々

と課題を乗り越え、地域と病院の医療を発展させてきている。その姿は、まさに「医療で引っ張る」経営である。その経営手腕の実態や成功の原因を、この書から読み取ることができる。地域で必要とされている医療を察知して強化していく、病院の全職員の気持ちやモチベーションに細やかな配慮をしながら大胆な経営方針を浸透させていく、客観的なデータ分析も自ら納得いくまで突き詰めて考える、派手なパフォーマンスはせず本気で理解し納得いくことを行っていく。真正面から問題に取り組み、内外環境を把握し、職員の気持ちをつかみ、確実に問題を解いていく、普遍的な経営の道が本書には埋め込まれている。

　第三に、成長の「phase」に基づく経営を示している。経営の根本である「自己変革力」のあり方が、具体的に詳述されている。病院が成長していく過程で、病院の機能や組織が変化し、地域の人々の思いや行動も変化していく。医療制度も変革が進んでいく。その中で、病院の経営課題も焦点が少しずつ変わってくる。地域医療へ貢献する思いは同じであっても、内外環境の変化に合わせて、戦略を円滑にステップアップさせ、地域の信頼をさらに勝ち得て発展していくことが求められる。本書は、その経営の過程が描かれている。

　本書は、「医療経営」の実践論として実に深みのある内容となっている。上記によって本書の読み方を限定しないでいただきたい。読む人、読む角度によって、もっと大きな収穫があるに違いない。

2015年3月30日

京都大学 大学院医学研究科 医療経済学分野 教授　　今中雄一

読者の皆さまへ

　この本は、私と同じような立場で診療連携を推進して病院経営を成功させようとしている人や、病院長から診療連携を任され紹介患者を増やせと命令されて困惑している人、あるいは病院経営者を目指す人などに、診療連携の重要性をしっかり認識してもらい本気で診療連携に取り組んでいただき、そして確かな診療連携の成功と良好な経営に喜びを感じていただくことを目的に書かれています。

　診療連携が病院経営に重要であることは誰もが分かっていながらなかなかうまくいきません。私は、うまくいかない理由を、残念ながら診療連携が徹底して行われていないからである、と考えています。これまでの経験から診療連携成功におけるTIPSの一つに「本気で行う、真剣に取り組む」ということがあると信じるからです。診療連携教の信者になれとは言いませんが、診療連携の有用性を理解し、診療連携を今後の医療における重要な役割を果たすものとしてしっかりと理解することが重要です。

　多くの病院において地域連携室の職員が「どうぞ患者さんを紹介してください」と近隣の診療所に挨拶回りをしても、鋭い診療所医師から「では、どんな患者でも、またどんな時間でも紹介したら診てくれるのだな」と凄まれてたじたじになったり、「『どうぞ、どうぞご紹介ください』と言うくせに、いざ紹介すると満床だの何だのと理屈をつけて断る例が多い。あなたたちは実際に患者を受け入れる医師の立場ではないからそんなことが言えるのだ」などと言われることがあると思います。学会等で診療連携関係の発表をすると、終了後に、いわゆる病院の地域連携室のスタッフという方がやってきて、「どうしたら紹介が増やせますか？」とか「どうしたら逆紹介を推進できますか？」と尋ねられます。

つまり、診療連携は「言うは易く行うは難し」なのです。

　本書の方針は、私の経験をできるだけ目に見えやすい医業指標などを用いて示しながら、読者には深い理解とご賢察をお願いする、というものです。あまり見やすいものではありませんが、図にも目を通し、批判的に見ながらもできるだけ懐深く受け入れるつもりで読んでいただければ、この本の価値が出てお役に立てると思います。

沼田 裕一

目次 CONTENTS

- 序 ·· 2
- 読者の皆さまへ ·· 4
- プロローグ ··· 8

第1章　診療連携の重要性について
（1）はじめに ··· 12
（2）本気で取り組むこと ··· 14
（3）病院の仕事とは？ ·· 15
（4）一般病院の仕事とは何ですか？ ·· 16
（5）患者さんはどのようにして病院に来るのか ································· 17
（6）コンサルタントは語る ··· 17
（7）病院経営の研究におけるピットフォール ···································· 22
　　Ⓐ 病院経営に関する最初の学会発表（2005年） ··························· 22
　　Ⓑ 何とか落とし穴から這い出す ··· 28
（8）地域医療における集約化（特化）、医療機能分担、診療連携 ········· 29
（9）病院医師の医療機能的役割からみた外来収益について ················ 30
（10）医療機能分担の観点からみた入院収益と入院単価の変動 ············ 37
（11）それでは、医業収益の動向は？ ·· 43
（12）一連の研究で分かったこと、考えたこと ·································· 45
（13）医師の診療能力の限界時に起きる現象？ ·································· 47
（14）医療機能分担の観点からみた医業収益、外来・入院収益と外来・入院単価の変動 ··· 53
（15）研究の限界 ·· 55

第2章　診療連携に関連する諸問題（ピットフォール）
（1）以前から重視されている「病床利用率」は、本当に重要でしょうか？ ······· 62
（2）平均在院日数は重要な病院経営指標でしょうか？ ······················· 64
（3）逆紹介についての議論 ·· 68
　　Ⓐ 逆紹介患者数が増えると、各種患者数はどのように変化しますか？ ········ 69
　　Ⓑ 逆紹介患者数が増えると、各種単価・収益はどのように変化しますか？ ···· 71
　　Ⓒ 逆紹介は難しい？ ··· 73
　　Ⓓ 本気で行う診療連携 ·· 80
　　Ⓔ 逆紹介のピットフォール ··· 81
　　Ⓕ 逆紹介のもう一つの落とし穴 ··· 83
（4）患者さんの評判は大切ですか？ ·· 83
（5）重症患者を搬入する救急車は大切ですか？ ································ 85
（6）診療所からの紹介患者さんは大切ですか？ ································ 86
（7）A病院のかかりつけの患者さん（囲い込み） ······························· 87

第3章 診療連携の実際

- （1）診療連携のTIPS ……………………………………………………… 92
- （2）挨拶回り ……………………………………………………………… 94
- （3）診療連携の会 ………………………………………………………… 96
- （4）病院と診療所を同じ土俵に－診療連携における equal footing－ …… 97
- （5）救急の充実 …………………………………………………………… 99
- （6）外来診療は優雅に …………………………………………………… 102
- （7）紹介患者さんを優遇？ ……………………………………………… 104
- （8）救急患者さんの診療は病院の義務である ………………………… 105
- （9）病院の宣伝 …………………………………………………………… 107

第4章 医業指標から見た実際の病院経営

- （1）病院の来し方を振り返って思うこと ……………………………… 112
- （2）医業収益、入院収益、外来収益、入院単価、外来単価の動きから …… 113
- （3）入院患者数、外来患者総数、再来患者数、新規患者数の動きから …… 114
- （4）紹介患者数、逆紹介患者数、救急車搬入患者数、初診患者数の動きから …… 116
- （5）月別の紹介率、逆紹介率、新規患者率、初診患者率の動きから …… 118

第5章 経済的側面から見た病院経営の発展形態と診療連携の位置付け

- （1）病院の運営に当たって ……………………………………………… 124
- （2）開設したばかりの一般病院の方針「phase-1 何が何でも患者数増」…… 124
- （3）開設から順調な発展「phase-1 何が何でも患者数増の終焉」…… 130
- （4）最初の病院運営方針の転換「phase-2 患者数増から患者単価増へ－紹介と救急を中心に－」…… 134
- （5）ようやく phase-3 ……………………………………………………… 139
- （6）Phase-4 外来機能の追求 －入院機能を外来へ－ ………………… 145
- （7）一般病院の発展における診療連携の意義 ………………………… 148

■ エピローグ ………………………………………………………………… 149
■ 索引 ………………………………………………………………………… 150

プロローグ

　私が病院経営を始めて6年ほど経ったある日、同じ県内の病院のH院長先生が、「話がある」と真剣な顔をしてお見えになりました。H先生は公衆衛生学がご専門で、私の出身大学で教鞭を執っておられたことがあります。その後他大学に栄転され、退職された後に、奇遇なことに近くの病院の院長として就任され、それ以来親しくさせていただいていました。私の方が若輩ではありますが、早くから病院経営に携わっていたので、折に触れ、「病院経営は専門ではないのでいろいろ教えてほしい」とおっしゃっていました。とはいえ、私も病院経営について教えることができるほどの経験も自信もなく、毎日ただただがむしゃらに働くという状況だったように思います。しかし、よく考えてみますと、公立病院の病院長の平均的な在職期間からすると、当時6～7年の在職経験はそれなりのキャリアだったのかもしれません。

　さて、話を戻します。H先生のお話は、「昨今の医師不足で内科医が足りないので、少し内科医を派遣して外来を手伝ってほしい」というものでした。ところが、私どもの病院も、基本的に内科医は病棟の仕事で遅くまで働き、入院患者さんの容態が悪くなれば夜中も駆けつける、という状況でした。つまり内科医が余っているという状況ではありませんでした。

　そこで、H先生との会話です。

著　者「先生の病院の外来は1日何人ですか？」
H先生「えーっと、1日750人ぐらいかな」
著　者「うちの病院は1日430人ですよ（つまりH先生の病院に比べてうちの外来患数数はもっと少ないですよ）。病院ですから、入院機能に徹して、外来の比重を軽くしてはいかがでしょうか？」

H先生「私どもは地域の病院で、地域医療を行っています。当院での診療を希望する患者さんをよそへお願いするわけにはいきません」

著　者「安定した慢性期の患者さんは診療所にお願いして、地域の病院らしく入院機能に力を入れてはいかがでしょうか？　この地域では入院機能が足りず、救急隊も搬送先に困って二次医療圏外に搬送先を探すことが起こっていますよ。またその方が本来の病院機能に集中できて診療所と協力して地域医療を行うことができますよ」

H先生「いいえ、うちは地域の病院だから、患者さんを断るわけにはいきません」

　話は堂々巡りになり、H先生は目的を果たせず、私も先輩の期待に応えられず、病院経営者の先輩としての私の意見は聞き入れられず、不毛な話し合いになってしまいました。H先生は内科医を出し渋る私に不満だったのでしょう。もちろん、内科医を派遣し、当院へ入院患者を送ってもらえばそれはそれでよかったのかもしれませんが、当時は当院にも全く余裕がなかったのです。

　ただよく分かったのは、私が考える地域における医療機能分担や病院における機能特化、その原因あるいは結果として生じる機能や人の集中、そしてこれらを有機的に結ぶための診療連携に、H先生は全く理解を示さなかったということです。

　私は診療連携の本当の意義が必ずしも広く理解されているとは思っていません。診療連携というものは診療所と大病院の間で患者さんを品物のように扱ってやりとりするものであり、仁術をもってなす医療

とは相容れないものだ、とお考えの向きが多いようです。しかし、私に言わせればこれほど的外れな議論はありません。診療連携をせずに患者さんを外来に集めてしまうことで、外来に手間を取られ、救急車搬入患者の受け入れや、入院患者の診療に困難を来すなら、病院は一体どう言い訳できるでしょうか。外来のかなりの部分は診療所で肩代わりができますが、救急と入院機能は診療所で代わりはできません。ですから、診療連携は病院が病院らしい機能を発揮し、診療所は診療所らしい機能を発揮して、お互いが効率的に機能するための「ツール」であり、さらには重要な「絆」だと考えています。診療連携は診療所と病院の間をつなぐ「絆」であり、見方を変えれば特化・集約化した医療施設、医療機能分担をつなぐ「絆」が診療連携ということになります。

第1章

診療連携の重要性について

第1章　診療連携の重要性について

（1）はじめに

　古今東西、医療の供給が需要に適った、あるいは需要を上回ったことがあったでしょうか？　医師の過剰や看護師の過剰を訴える国の存在は耳にします。本当か嘘かは知りませんが、私が若いころ、イタリアでは医師がタクシーの運転手をしているという話を先輩から聞かされ、脅かされたものです。もし、それが本当であってもその本質はポストに対して医師の数が過剰であるというだけで、医療の供給が十分であることとは一致しないと思われます。人は、金食い虫の医療に対して医師が必要とするに十分な金銭的投資を好まないのではないでしょうか。なぜなら、通常多くの人は健康に暮らしており、万が一の病気や怪我の時のために、現在の医療をさらに改善すべく、自分の生活に直接的に悪影響するかもしれないような大きな投資を医療に対してなすべきである、とはよもや考えないからです。

　たとえ病気になった時のための投資を考える人がいたとしても、落ち着いて考えてみれば、十分な医療を受けられる最低限の投資しかしたくない、というのが本音でしょう。従って、われわれ医療従事者としては、健康な人も病める人も、さらに医療従事者自身も満足できる、できる限り効率的で合理的でかつ安価な医療を行うことが目標になります。

　ところが、実際には評判の悪い待ち時間の長さや救急車搬入患者のたらい回しも起こっています。基本的には一般（急性期）病院の機能が需要に対して不足しているということです。つまり、病院が十分な病院機能を果たせていないのです。それでは、どうすれば十分な病院機能を発揮することができるでしょうか。「病院の機能が需要に対して不

足しているわけだから、病院の数を増やせばいい」といった答えは最初に出てくるべき対応ではありません。答えは身近にあります。それは医療機能分担なのです。

　医療機能分担がうまくいっていない例は、一般に世間から病院が揶揄される「3時間待ちの3分間診療」という言葉が示しているのではないでしょうか？　これは、自分の病気が万が一重病だったらどうしようと心配した患者さん、あるいは軽症はまず診療所で診療するという基本的なことをよく知らない患者さんが大病院に集まったために、大病院の外来が大渋滞を起こして、その結果3時間待ちとなり、患者さんが軽症であったために3分間診療になったと考えられます。

　「3時間待ちの3分間診療」というのは、本来は、診療所で十分診療可能な疾患であるにもかかわらず、大挙して病院に集まってくる患者さんの受療行動を揶揄する表現ともとれます。

　これでは病院が診療所などの外来機能まで肩代わりしていることになり、元々不足している病院が本来の機能（救急と入院等）を十分に発揮できないことになります。一方で、診療所の待ち時間は大病院のそれに比べるとはるかに短いことが多いのです。

　それでは、今なすべきことは何でしょうか？

　まずは現在病院で行われている診療所でも可能な仕事を、病院から診療所に移すことです。これによってかなり偏ったり無駄が出ていた医療機能の使い方が是正され、合理的な医療機能分担ができることになります。

　本書で述べる診療連携はそれに応えるツールであり、これに真剣に取り組むには診療連携に対する十分な理解が必要です。しかも診療連携は、病院や診療所にとって良い結果を生むのみならず、病院勤務医や病院職員、診療所医師などの医療従事者、患者さんにとっても好ま

13

しいものです。それが、診療連携がツールの域を超えて診療所と病院の絆となり得ると考えるゆえんです。例外は生じると考えられますが、それはそれで個々に解決していけばよいのです。

（２）本気で取り組むこと

　本気で診療連携に取り組もうとするならば、まず診療連携の重要性を十分認識する必要があります。

A院長　「経営を改善するには、皆が診療連携を進めなければならないと言うから、まあ、取り組んでみるか……」

B院長　「診療連携を推進する人たちはどんどん逆紹介をするでしょう。その結果、外来患者数が減るから難しい。なぜなら今のところベッドは満床に近く病床利用率も95％、病床が増える予定もない。外来も患者さんが多く手いっぱいだが、それでようやく利益はプラスマイナスゼロ。これでは、外来を減らせば赤字になるに決まっている。だから無理だよ。せいぜい、患者数が減るようなことをせずに、紹介だけ増やしたいね」

C院長　「診療連携より救急だよ、救急。だから診療所に挨拶回りするより、救急隊だよ……。まあ、その次が診療連携だよね」

　このようなお考えは、私の言う「本気で取り組む診療連携」とは似て非なるものです。

D院長　「最近は診療連携ばやりだから診療連携を推進しなければならない。そのためには、地域医療連携室を作って事務の人を数人置いて、紹介があったらスムーズに手続きが済むようにし、診療所の挨拶回りをさせれば、紹介がどんどん増えて診療連携は成功するだろう」

　一部は真理をついているといえますが、やはり私の目指す「本気で取

り組む診療連携」とは似て非なるものです。この本で私が最も主張したいことは、中途半端な診療連携ではあまりうまくいかないということです。本気で取り組まなければ成功はおぼつかないのです。その理由は本書を読み進めていただけば分かるはずです。

　さて、それでは私の目指す診療連携とはどのようなものでしょうか。少なくとも世界一と言われるような病院が行う診療連携と当院が行う診療連携は異なるでしょうし、100床未満の小病院の診療連携と当院の行う診療連携とは同じではないでしょう。また特殊な専門性を持つ診療所は、たとえ規模は違っても同じような診療連携手法をとるかもしれません。

　いずれにせよ、私がここで言う診療連携はいわゆる大病院（300床以上）と呼ばれる規模の一般（急性期）病院を想定しています。もちろん、私の考える診療連携は最終的には絆を作るものなので、どのような規模の医療施設にも適用できます。考え方を間違えなければ、患者さんをはじめ医療に関係する人々皆にとって有用であろうと考えています。

　「本気で取り組む診療連携」がいかに病院や診療所の医師から絶大な支持を得ることができ、病院経営に（診療所経営にも）有用で、患者さんにとっても納得でき、実際に有用であるかを知っていただきたいと思います。

（3）病院の仕事とは？

　さて、診療連携の話で理解しなければならないこと、あるいは決めておかなければならないことがあります。診療連携は基本的には病院と診療所の機能を結びつけることになりますので、各々の機能を明らかにしておく必要があります。そこで、単刀直入に「（一般）病院の仕事とは何ですか？」という質問をする必要があります。

これにはさまざまな答えがあると思います。例えば、プロローグでお話しした近隣の病院のH院長は「地域の医療を担うために、来るもの拒まず全て診るのが病院の使命」とお考えでした。これはこれで一つの考え方だとは思いますが、「慢性期の安定した患者さんまで病院で診ていて、病院勤務医は救急や入院患者の診療に十分に手が回るのですか？」という疑問が湧きます。もっと言えば、それでは地域で最後の砦である病院が救急を忌避せざるをえなくなったら患者さんたちはどうすればよいのでしょう。

　このセクションは、現在(過去もそうですが)、病院勤務医の仕事が過剰になっており、本来の病院機能が果たせなくなっているというほぼ普遍的な状況が大前提となります。

　それでは、再度お尋ねします。「一般病院の仕事とは何ですか？」しばらくお考えください。

(4) 一般病院の仕事とは何ですか？

　お考えいただけたでしょうか？　前提は、病院勤務医の仕事が過剰になっており、本来の病院機能が完全には遂行できなくなっているという状況ですから、私の求めている答えは「病院にしかできない仕事」ということになります。具体的には「入院機能、手術、侵襲的検査、高額医療機器を使った診療、特殊な専門医の外来、そして、時間と人手に限界のある診療所では困難な、救急医療」です。極論を言えば、一般病院の仕事とは「入院機能と救急医療」であり、病院機能の主たるものは「入院機能と救急医療」ということになります。

　在宅診療が重要なのは当然のことですが、ここでは一般病院の仕事からは外します。もちろん、その病院の存在する地域によって、在宅診療や一般の慢性期の外来が病院の仕事として必要になることもあり

ますが、総論としては病院の仕事に含まないこととしました。
　病院の仕事を「外来」と「入院」に分けて、病院の仕事はどちらかと割り切って答えれば、「入院」です。
　さて、実際にわれわれは「外来」と「入院」患者さんを診療するわけですが、次に明らかにしておかなければならないことは、患者さんはどのようにして病院に来院するかということです。この質問に対する答えはどのようになりますか？

(5) 患者さんはどのようにして病院に来るのか
　答えは簡単です。患者さんが病院を訪れる方法はたった3つしかありません。
　#1 患者さん自ら来院
　#2 救急車による搬入
　#3 診療所・病院からの紹介
　基本的にはこの3つだけです。親戚に紹介されたり友人に勧められて受診した場合も、救急車による搬入や診療所・病院からの紹介とは異なりますので、#1の「患者さん自ら来た」と考えます。#2の救急車による患者さんの搬入は主に救急疾患で搬入される患者さんの数を反映します。最後に#3の診療所や病院からの紹介は私たち医師がその専門性を評価され、信頼された結果、診療所や病院に勤務する医師から紹介を受けたもので、医師冥利に尽きるというものです。さて、患者さんの分類は大きく分けてこの3つで、この違いを知り、それぞれにどのように対応するかを明らかにしていきます。

(6) コンサルタントは語る
　私自身はこれまで直接コンサルタントに病院経営に関する助言を求

めたことはありませんが、コンサルタントの講演や病院経営へのコミットメントから、以下のような意見を耳にしたり、目にしたことがあります。

　「病院の評判は患者さんの口コミで決まる。患者さんはそれを聞いて評判のよい病院に集まる」

　「救急車で来る患者さんは重症（重傷）が多く診療報酬が高い。救急車搬入患者数を増やす方法を考える必要がある」

　「診療所の医師からの紹介は重要な患者供給源なので大切にすべきである」

　一つひとつは正しいと思います。これら全てに力を入れるという方法は、医師や医療従事者の過剰な負担という点を無視すれば病院経営的には成功する可能性が高いと考えられます。ところがこのようなかけ声はどこでも聞かれていますが、かけ声だけでは必ずしもうまくいくわけではないことも知られています。その理由として、全てに全力を傾けるという方法は、既に過酷な労働状況にある医療従事者には実行困難な可能性が大きいからです。たとえ実行できても、効率的ではないため努力の割には利益が出ないとか、頑張り過ぎた職員の燃え尽きという現象が待ち構えています。従って、われわれが力を入れる対象は、診療所とは異なる病院の機能を活用していただける患者さんにしぼることが合理的と考えます。上記のような広範囲の（全ての）種類の患者さんを受け入れることは素晴らしいことだと私もつい考えてしまうのですが、病院の経営や成功にとって、最良の策とは言えないと考えています。

　むしろこれら３種類の患者さんを同時に求めることは、無理な策に近いのではないでしょうか。病院勤務医に、ただだだ我慢してがむしゃらに働けということにほかなりません。繰り返しになりますが、患者

さんは基本的にはこの３タイプしかありませんので、全てを大事にするということは患者さんにとってはよく見えるかもしれませんが、医療従事者には過酷な労働を強いる可能性があります。特に、自ら来院した患者さんと、救急車で搬入された患者さん、診療所や他の病院から紹介された患者さんを同じレベルで診るべきではありません。救急は重症であったり救命処置が必要なものが多く、また医療の専門家からの紹介はただ事ではなく病院に来る前に初診は始まっており、一見大したことがなくても早期の診断、精査、治療が必要な患者さんが含まれている可能性が高いと言えます。つまり患者さんの診療には合理的な優先順位を付けることが必要なのです。

　医師は経営コンサルタントの言いなりでよいのか？　いいえ、言いなりはよくありません。われわれはコンサルタントの知識を謙虚に聞く必要がありますが、医療の専門家としての意見を述べるべきです。コンサルタントが言う「BSC、原価計算、ベンチマークテスト、経費節減、等々」によって本当に結果は良くなるのだろうか？　いいえ、われわれは専門家として、このようなコンサルタントの知識や技術を利用して結果を良くするべきです。私がこのような思いに至ったのは、総務省が2007年12月に公立病院改革ガイドラインを作成し、自治体病院設置者である各自治体に対して、2008年度中に改革プランを作成し提出するように指示を出した時のことでした。多くの自治体が改革プラン作成のために病院経営コンサルタントに依頼をしたのです。

　私は病院経営者ではありますが、経営学や経済学の学位を持っているわけではありません。経営や経済の細かな知識はなく、マーケティングも専門的に学んだわけではありません。沢山の経営や経済に関する本も読みましたが、そのようなレベルで経営や経済学の専門家に伍して議論できるとも思っていません。

当院の改革プランを作成する際に、私はコンサルタントと協議する経験をしました。コンサルタントは基本的に職員、特に医師の仕事総量が少ないから赤字が出ていると考えているようでした。さらに勤務医を十分に集められないことも含めて、病院長の責任と考えていたようです。しかし、いたずらに患者さんを集めても勤務が過酷になれば、その病院の勤務が過酷であるという評判は医師の間で広がり、病院長の医師集めは困難を極め、医師一人ひとりの仕事はさらに過酷になり、ついには医師の勤務意欲が失われ医師の仕事総量は減少し……という悪循環に陥ります。私自身は、診療対象の患者さんを早期に合理的に選択し、効率的に病院機能を動かすことが重要なのではないかと考えました。

　残念ながら、日本の医療施設における医療従事者の過剰な労働量や、過酷な労働であっても医療従事者の意欲や献身的姿勢がそれを可能にしているという事実が、あまり理解されていないのではないかと思います。またこの問題を改善するためには医療機能分担が必要であるということも理解されていないと感じました。赤字の自治体病院にはやる気がなく暇にしている医療従事者が多い、なぜなら他に黒字になっている病院があるのだから、という先入観は私の予想以上に社会に広がっているのかも知れません。

　私の考える最も効率的で合理的な病院経営は、紹介患者に特化し、救急をしっかり受け持つことです。診療所では診療が完結できない疾患を担当すること、また救急医療に対応することは一般病院の義務だからです。そして、救急医療を効率的かつ合理的に行えば、当然ながら病院経営にも好影響を及ぼすはずです。私はこのような医療従事者の考えを明確に示し、コンサルタントと協力することが必要であると強く感じました。

コンサルタントの名誉のために申し添えますが、合理的で大変有益な助言もありました。コンサルテーションを成功させるには、われわれも十分に意見を述べ、コンサルタントに背を向けるのではなく、建設的な意見を述べ合うことが重要であるという経験をしました。

以上のような経験から私は、病院経営者は合理的な経営を目指し、病院勤務医が意欲を持って仕事ができる環境を作るべきだと考えました。医療機能分担を推進し、診療連携に力を入れて、同クラスの病院機能を持つ病院やその勤務医と切磋琢磨しつつ、医師会とも良好な関係を築くことは、経営にも役に立つと感じました。そしてコンサルタントに頼るだけではなく、われわれからも情報を発信しなければならないと考えました。

そこで私は学会発表が大好きだった臨床医の頃の自分に戻り、診療連携の及ぼす医療経済への影響を分析し、学会で報告するということを始めました。初めての発表は2005年の日本病院管理学会(現在の日本医療・病院管理学会)と日本自治体病院学会で、タイトルは「医業収益に影響するベンチマーク指標の検討(パイロットスタディ)」と「医業収益に影響する因子の検討」でした。いずれも、経営指標に使う因子は本当に意味があるのかを明らかにすべきではないか、実はあまり意味のない指標に振り回されているのではないだろうか、それならば信頼に足る指標を明らかにしようということを意図した発表でした。そしてもう一つ、できるだけありふれた簡便な指標でなければ普段の経営に役立たないと考え、比較的手に入りやすい指標を使って検討し、発表するという形をとりました。病院のデータも少なく、解析も単純で情けなかったことを覚えています。その後も発表を続けましたが、自分の考えて進んできた道を明らかにし考察するために行ってきた分析には予想以上に苦労し、道を誤り落とし穴に落ちたこともありました。

そのように悩みながらも、毎年あちこちで発表しては、フロアや座長からの意見を参考にすることで、自分の目指す病院経営がさらに鮮明になりました。また、研究によってこれまでの考え方を支持するデータが多く得られたので、経営も自信を持って行えるようになりました。時にはその結果からさらに新しい、思いもしなかったような戦略や戦術が生まれたりもしました。またその一部を初めて2010年の内科学会の総会で報告したときに、「この内容は出版されていないのか？」「このような考え方についてもっと知りたい」と数人の先生から質問を受け、驚いて執筆を考えるようになりました。

(7) 病院経営の研究におけるピットフォール
A 病院経営に関する最初の学会発表 (2005年)
　実際には経営というものはなかなか順調にいくものではありません。何を成功と考え、失敗をどう定義するかで異なるとは思いますが、「落とし穴に落ちる」という表現はあながち間違いではないと思います。落とし穴に落ちて這い上がって、また落ちて……、這い上がれないような落とし穴には注意して、失敗を繰り返しながら進むことになります。

　さて、私の診療連携におけるピットフォールですが、実際のところは研究上のピットフォールであったと言えます。

　それは2005年の日本病院管理学会で、病院経営に関する研究発表を行った時のことです。「医業収益に影響するベンチマーク指標の検討（パイロットスタディ）」というタイトルで、収集が簡単で有効性の高いベンチマークテストの指標候補を、現実的な医業データから回帰的に求めることを目的としたパイロットスタディでした。

　病院の評価にもベンチマークテストは重要ですが、それ以上に何を指標にするかということが重要であると考えたのです。本研究では、

病院経営の1指標として医業収益という限定した因子に対する、入院患者数、外来患者数、新規患者数、時間内救急車搬入患者数、時間外救急車搬入患者数、紹介患者数、紹介率、等々、比較的容易に手に入る因子の関与を検討することを目的にしました。

ポイントは2つあります。

第一のポイントは医業収益を増やすには、どのような患者群に力を入れるべきかという検討を回帰的に行ったことです。原価計算のような積み上げ方式ではなく、結果を回帰的に検討しました。医療従事者の行動は原価で予想されるような一定の方向にばかり進むわけではなく、医療従事者にはやりがい、嗜好、取り組みやすさなどの原価計算では計算できない因子があり、医療の方向性などの経営への影響は回帰的にしか分からないと考えたからです。

もう一つのポイントは、簡単に入手できる医業指標を用いて、誰もが再現でき、自院についての検討が容易にできるようにしたいと考えたことです。ベンチマーク指標として示されている指標に医療従事者として少し首をかしげる指標があること、さらには全てのベンチマーク指標が常にアップデートされているわけではないのではないか、ということを以前から感じており、現状でベンチマークとして有用な指標を明らかにしたいと考えたからです。

実際には次のようなことを行いました。

横須賀市立うわまち病院のほぼ総収益である医業収益は入院収益と外来収益の総和と考えられます。では医業収益は入院収益と外来収益のいずれに影響されていたのかということをを調べてみました。回帰分析を行い、その決定係数(R^2)の大小によって医業収益に及ぼす影響の大きさを調べるという極めて単純な方法でした（**図1**）〔決定係数(R^2)が大きければ大きいほど独立変数(X)は従属変数(Y)と強い関連性を持

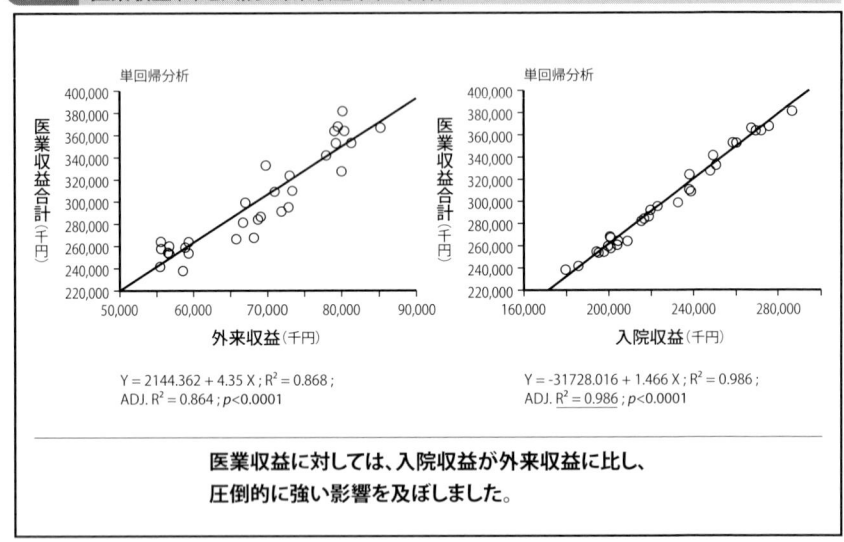

図1 医業収益(Y)と入院・外来収益(X)の関係

Y = 2144.362 + 4.35 X ; R^2 = 0.868 ;
ADJ. R^2 = 0.864 ; $p<0.0001$

Y = -31728.016 + 1.466 X ; R^2 = 0.986 ;
ADJ. R^2 = 0.986 ; $p<0.0001$

医業収益に対しては、入院収益が外来収益に比し、
圧倒的に強い影響を及ぼしました。

ちます〕。

　医業収益は入院・外来の両収益に有意に影響を受けましたが、決定係数(R^2)を見ると入院収益0.986が外来収益0.864より影響が大きいということが分かりました。つまり、医業収益は主に入院収益の影響を受けるということが明らかになったのです。

　また医業収益に影響大の入院収益は入院診療単価(患者さん1人当たり1日の入院診療費、入院単価と略す)×入院患者数(延入院患者数)です。次に入院収益は入院単価と入院患者数のいずれにより影響されていたのかを調べてみました。同じように回帰分析を行い、その決定係数(R^2)の大小によって入院収益に及ぼす影響の大きさを調べました(**図2**)。Y軸は入院収益、X軸は左から入院単価、入院患者数が示されています。

　その結果を決定係数でみると、入院収益は入院単価0.905、入院患者数0.338といずれにも影響を受けましたが、入院単価の影響がはるかに

第1章　診療連携の重要性について

図2　入院収益（Y）と入院患者数・入院単価（X）の関係

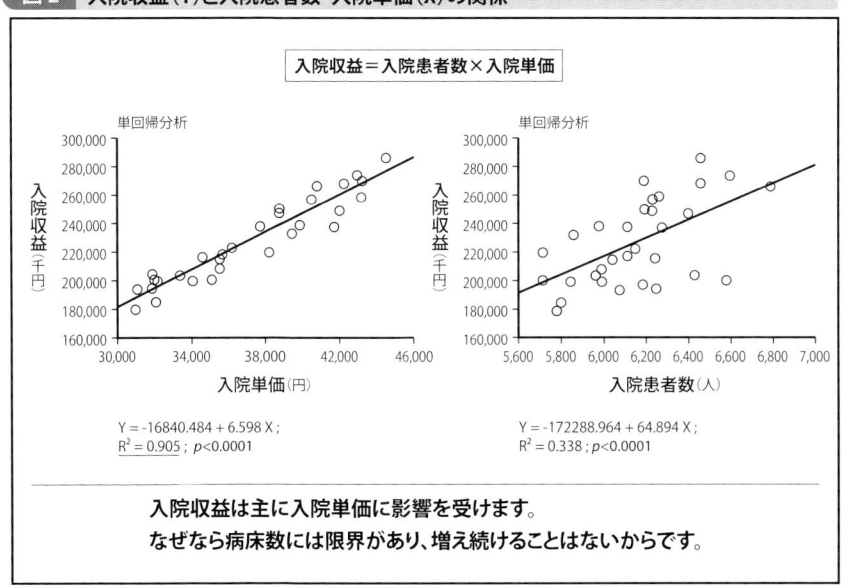

入院収益は主に入院単価に影響を受けます。
なぜなら病床数には限界があり、増え続けることはないからです。

図3　外来収益（Y）と外来患者数・外来単価（X）の関係

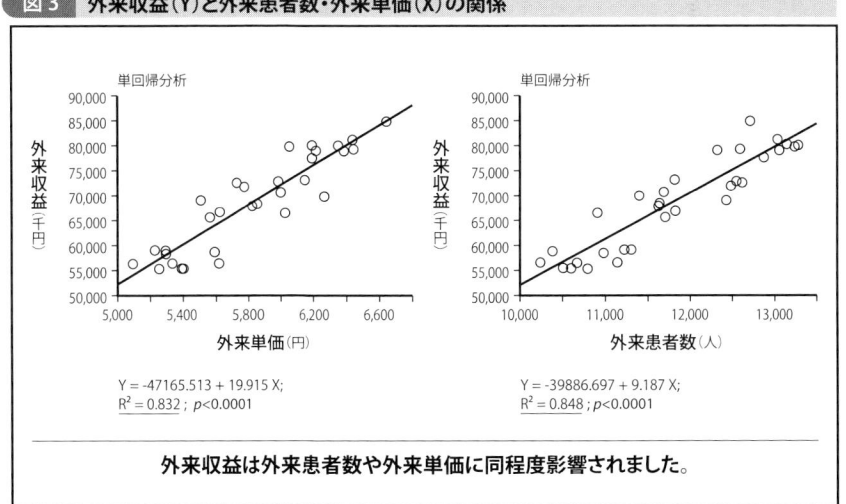

外来収益は外来患者数や外来単価に同程度影響されました。

25

図4 医業収益(Y)と各種患者数(X)の関係

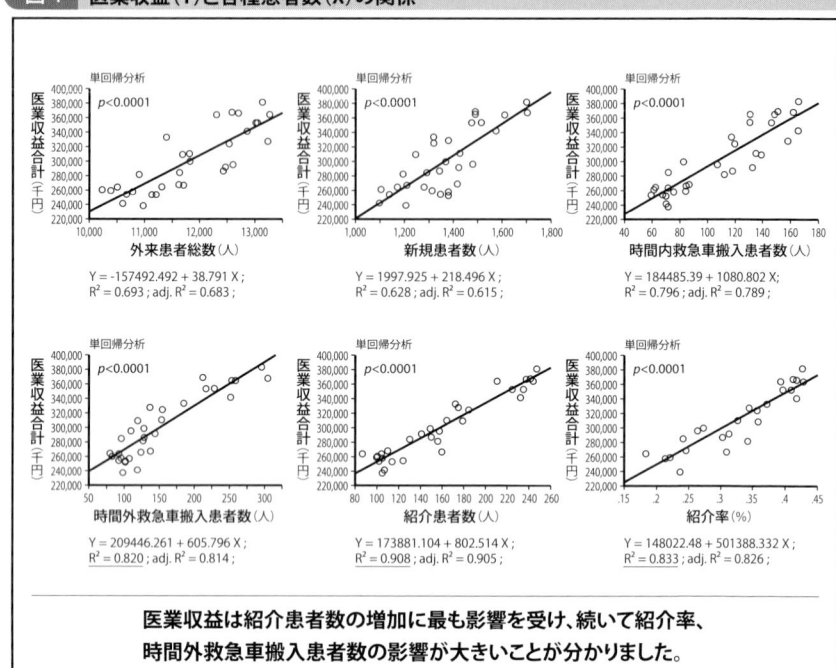

医業収益は紹介患者数の増加に最も影響を受け、続いて紹介率、時間外救急車搬入患者数の影響が大きいことが分かりました。

大きいということが分かりました。つまり、入院収益は主に入院単価に影響を受けるということになります。これは当然のことと言えます。なぜなら入院患者数は許可病床数という上限があるからです。

また、外来収益は外来単価×外来患者数(延外来患者数)ですが、では外来収益は外来単価と外来患者数のいずれに影響されていたのかを調べてみました。同じように回帰分析を行い、その決定係数(R^2)の大小によって外来収益に及ぼす影響の大きさを調べました(**図3**)。Y軸は外来収益、X軸は左から外来単価、外来患者数が示されています。

その結果を決定係数でみると、外来収益は外来単価0.832、外来患者数0.848のいずれにも影響を受けましたが、その程度はほぼ同等でした。

続いて、医業収益に及ぼす各種の患者数について調べました（**図4**）。Y軸は医業収益、X軸は上段左から外来患者総数、新規患者数、時間内救急車搬入患者数、下段左から時間外救急車搬入患者数、紹介患者数、紹介率が示されています。

　医業収益は外来患者総数、新規患者数、時間内救急車搬入患者数、時間外救急車搬入患者数、紹介患者数、紹介率のいずれにも正の相関を認めました（この時は同じ救急でも対応にあたる病院医療従事者のストレスが異なる時間内救急車搬入患者数、時間外救急車搬入患者数は敢えて分けて検討しました）。各回帰式の決定係数の大きさから医業収益は紹介患者数の増加に最も影響を受け、続いて紹介率、時間外救急車搬入患者数、時間内救急車搬入患者数の影響が大きいことが分かりました。この結果から病院経営において、紹介患者数が最も影響が大きく、続いて救急車搬入患者数が外来患者総数よりはるかに影響が大きいことを示唆しました。

　言い訳がましいようですが、本来この発表は、ベンチマークテストの指標選択に問題があることを示し、新規に重要なベンチマーク指標を探そうとした取っ掛かりの研究でした。しかし「現代の病院経営において外来患者総数全てを増やそうとすることには無理があり、紹介患者や救急車搬入患者を診療の中心にすべきである」という、私が予想していた結果と完全には一致しませんでした。なぜならば、確かに医業収益に大きな影響を及ぼす外来患者のタイプは分かりましたが、全ての種類の外来患者数は医業収益に正相関し、どの種類の患者数が増えても医業収益が増加することには変わりがなかったからです。もし、この発表を病院経営者やコンサルタントが見たとしたら「患者種類の選択も有用だが全ての患者数を増やした方がさらに良い」と理解されてしまったかもしれません。

B 何とか落とし穴から這い出す

　この時の発表は、医業収益には特に紹介患者や救急患者が大きく影響するという点で、新しいベンチマーク指標を探す必要性があるという意味では、一石を投じたと言えます。発表にはそれなりの賛同がありました。とはいえ、私にとってはやはり納得がいかない、何かがおかしいという結果でした。「紹介患者・救急車搬入患者が高単価で医業収益が上がるのは百も承知だよ。でも、どの患者が増えても収益は上がるじゃないか！」という言葉に抗えない……このようなはずではなかったという思いが消えませんでした。

　多忙な病院経営の中でこのようなことを考えられる時間はわずかです。短時間でデータの解析を行っているため、極めて単純な解析であるにもかかわらず、よく考える暇もなく、私の疑問を解き明かす解析は浮かびませんでした。

　ところが、ここにヒントがあったのです。多忙であるから十分に考えられないことに気付いた私は、「多忙であるから十分に手厚い診療ができない勤務医」を表現できていないことに気付いたのです。患者数は多ければ多いほど病院の収益には良い結果を与えます。ところが多忙になった時の医師の収益の動きを見る（表現する）には、<u>医師1人当たりの患者数</u>を見なければ分からないのです。

　つまり医師1人当たりのさまざまな患者数と患者の種類を見て、医師1人当たりのどのような患者が増えると医業収益が増えて、どのような患者が増えると医業収益が減るかを調べればよいということが分かったわけです。別の見方をすると、医師に余裕がある時の医業収益や、医師に負荷がかかった時の医業収益がどうなるかを見ることにもなると考えられました。ようやく解決の糸口が見つかり嬉しかったのですが、その反面、このように簡単なことにも気付かないことが大変情け

なく、調子に乗って学会で発表したことが恥ずかしく感じられました。

(8) 地域医療における集約化（特化）、医療機能分担、診療連携

　さて、話は変わりますが、現在の一般病院経営のトレンドは、賛否はあると思われますが、集約化（特化）、医療機能分担、診療連携の3つの言葉によって表現されます。すなわち一般病院は医療レベルを上げるために、また勤務する医師側の効率的かつ合理的な診療のために、それぞれの診療機能を一部の病院に集約します。つまり、別の見方をすると、さまざまな病院はある種の機能に特化した形態をとることになります。地域医療の形態としては、診療所の一次機能、診療所からの紹介と救急を中心とした一般病院の二次機能、さらに大病院や特定機能病院、センターなどの三次機能や先進医療の分野に分けられ、これらの機能が分けられることで、無駄なく合理的な診療ができるようになります。すなわち「3時間待ちの3分間診療」などは二次病院や三次機能の病院に一次の患者さんが集まってしまうために起こる現象なのです。通常、救急の受け入れがしっかりしていて救急患者さんが路頭に迷わないシステムが確立されていれば、このような医療機能分担は医療従事者のみならず患者さんにとっても合理的で効率的なはずです。また、本書では検討しませんが、無駄な診療費が減り、保険者にとっても有用です。そして、この医療機能分担をよりスムーズにし、効率的にするのは診療連携システムということになります。

　私は勤務医の疲弊からくる医療機能、特に救急などの病院機能に限界を来している現状から、この病院機能の集約化（特化）、医療機能分担、診療連携の推進が必要と考えています。

（9）病院医師の医療機能的役割からみた外来収益について

さて、話を戻しましょう。さまざまな患者の種類とその数を見て、医師1人当たりでどのような患者が増えると医業収益が増えて、どのような患者が増えると医業収益が減るかを調べれば知りたいことが明らかになるはずです。

まずは医業収益の中でも外来収益について考えてみました。外来収益に及ぼす各種患者群の数の変化による影響を調べてみました。

確認のために前研究と同様に外来収益と各種の患者数（外来患者総

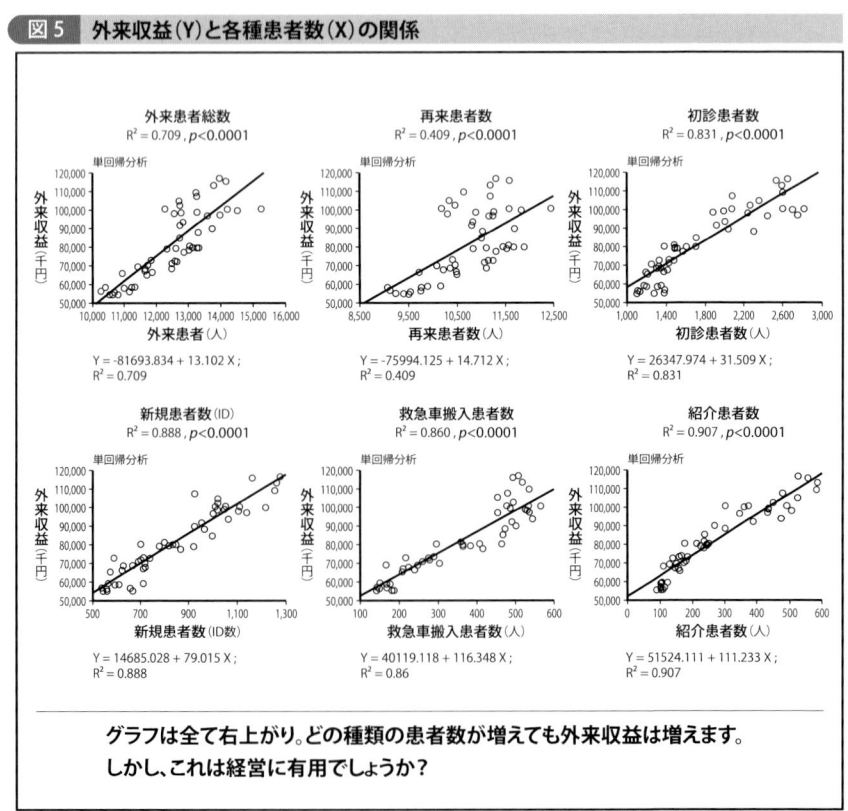

図5　外来収益(Y)と各種患者数(X)の関係

グラフは全て右上がり。どの種類の患者数が増えても外来収益は増えます。
しかし、これは経営に有用でしょうか？

第1章　診療連携の重要性について

数、再来患者数、初診患者数、新規患者数、救急車搬入患者数、紹介患者数)の関係を単回帰分析した結果を示します(図5)。Y軸は外来収益でX軸は上段左から外来患者総数、再来患者数、初診患者数、下段左から新規患者数、救急車搬入患者数、紹介患者数のグラフを示しました。

　予想どおり、どの種類の患者数が増えても外来収益は有意に増加しました。全てに正の相関を認めました。さらに決定係数(R^2)でみると外来収益の増加に最も大きく影響するのは紹介患者数の増加であり、救急車搬入患者数、新規患者数、初診患者数、外来患者総数、再来患者数の順で続きました。外来収益の増加を目指すなら紹介患者数の増加を求めることが最も効果的であり、続いて救急車搬入患者数の増加を求めることが効果的であるという結果でしたが、いずれにせよ、どの患者群が増えても外来収益が増加することについては前研究の医業収益と同じ結果になりました。

　そこで、病院を訪れる各種患者数ではなく、医師1人当たりの各種患者数で検討すると、結果は大きく変化しました(図6)。Y軸は外来収益で、X軸は上段左から全て医師1人当たりの外来患者総数、再来患者数、初診患者数、下段左から全て医師1人当たりの新規患者数、救急車搬入患者数、紹介患者数のグラフを示しました。

　これまでのグラフはほとんど全てが明らかに右肩上がりでした。つまり、X軸の患者数が増えるとY軸の収益が上がるという右肩上がりのグラフです。しかし、医師1人当たりの各種患者数で見ると、**図6**上段中央のグラフの直線で示しますように、医師1人当たりの再来患者数が増えれば外来収益の減少が示され、同じく上段左に示すグラフのように医師1人当たりの外来患者総数が増えても、ほとんど収益には影響しないことが示されました。これまでの分析と同じように決定係数(R^2)で評価すると、外来収益の増加に最も大きく影響するのは医師

31

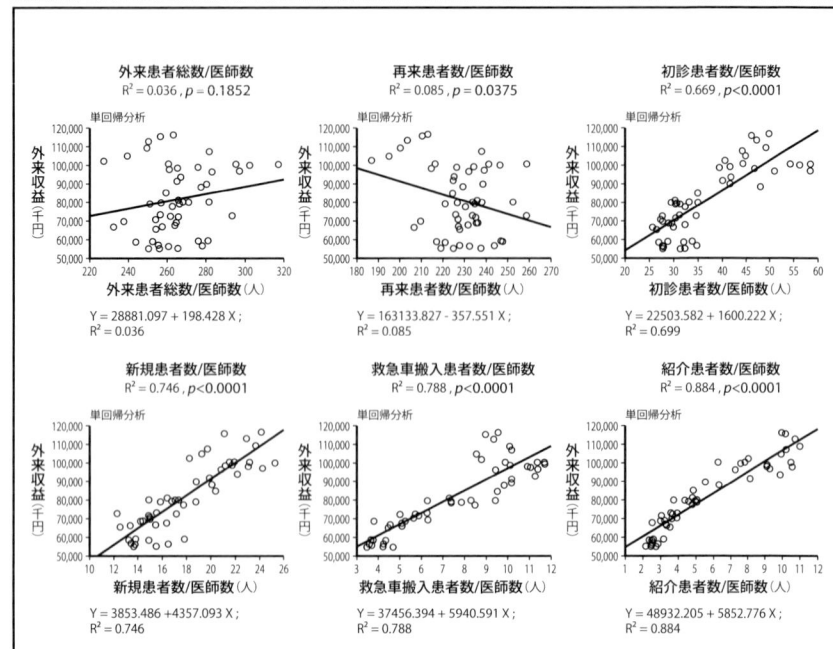

図6 外来収益(Y)と医師1人当たりの各種患者数(X)の関係

驚くべきことに、外来収益(Y)と医師1人当たりの各患者数(X)の関係を見ると大きく変わります。外来収益は、どの種の患者数が増えても増加して見えたが、これは錯覚です。実際の外来収益は1人当たりの紹介・救急患者数に強く影響を受け、再来患者数とは負の相関関係であり、外来患者総数とは全く関係しませんでした。

1人当たりの紹介患者数の増加であり、医師1人当たりの救急車搬入患者数がこれに続き、医師1人当たりの新規患者数と初診患者数がこれに続いて有意に影響しました。さらに、医師1人当たりの再来患者数が増えると外来収益は減少し、外来患者総数は外来収益の増加と関連を持ちませんでした。これまでは、外来収益は、どの種類の患者数が増えても増加して見えましたが、これは経営における錯覚と考えるべきでしょう。実際のところ外来収益は医師1人当たりの紹介・救急患

第1章 診療連携の重要性について

図7　外来単価(Y)と医師1人当たり各種患者数(X)の関係

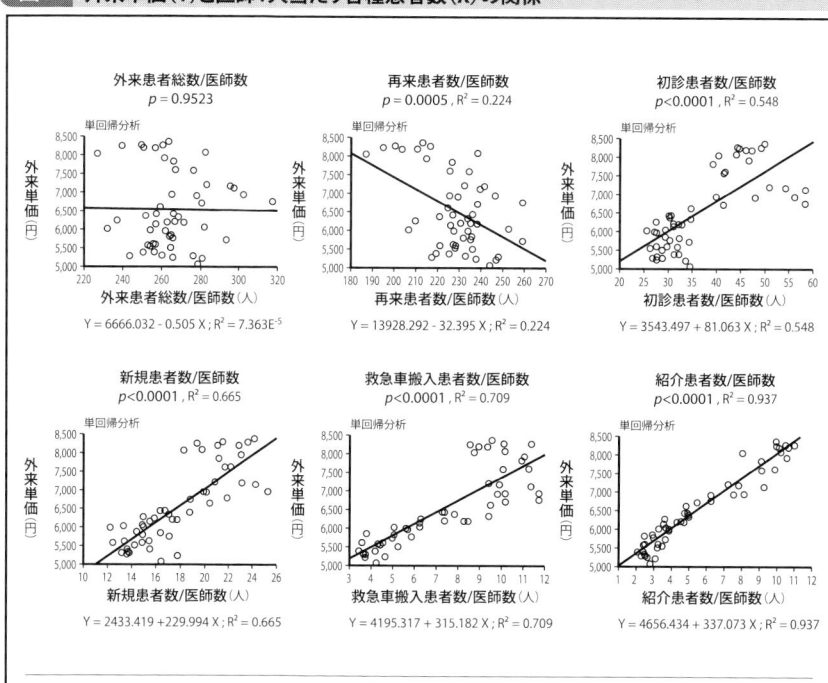

驚いたことに外来単価は外来収益と同様で、医師1人当たりの紹介患者数＞救急車搬入患者数＞新規患者数の順で強く影響を受け、再来患者数は負の相関、外来患者総数は相関しませんでした。

者数に大きく影響を受け、医師1人当たりの再来患者数とは負の相関関係であり、外来患者総数とは全く関連しませんでした。つまり、外来の経済的効率性の観点からは、病院は紹介や救急などの二次機能に集中したほうが効率がよいことが明らかになりました。医師1人当たりの患者数が医師にとって余裕があれば、医師1人当たりの患者数と外来収益は正の相関を示すことは当然です。従って医師1人当たりの再来患者数が徐々に増えて外来収益の減少につながるタイミングは、外来診療の需要が外来診療供給能力を超える時であると考えられます。

医師1人当たりの患者数で評価することによって、どの患者群の患者数が増えても外来収益が上がるというものではないことをようやく明らかにすることができました。

　さらに、このように外来収益が医師1人当たりの各種患者数に影響を受ける理由を考えてみます。ちなみに、われわれが容易に手に入れることができる医業指標の中に外来診療単価（患者さん1人当たり1日の外来診療費、外来単価と略す）があり、この外来単価の変動が重要と考えられます。基本的に外来収益（円／月）＝外来単価〔円／（日・人）〕×外来患者数（人／月）で、外来患者数全てが収益に関係するわけではないことが示されましたから、この外来単価が外来収益に大きく影響していることが予想されます。そこで、外来単価（Y）と医師1人当たり各種患者数（X）の関係を単回帰分析によって調べました（図7）。Y軸は外来単価、X軸は上段左から全て医師1人当たりの外来患者総数、再来患者数、初診患者数、下段左から全て医師1人当たりの新規患者数、救急車搬入患者数、紹介患者数のグラフを示しました。

　外来単価の増加も外来収益と同様に決定係数の大きさから判断すると、最も大きく影響するのは医師1人当たりの紹介患者数の増加であり、医師1人当たりの救急車搬入患者数がこれに続き、医師1人当たりの新規患者数と初診患者数がこれに続いて有意に影響しました。しかし、医師1人当たりの再来患者数が増えると外来単価は有意に減少し、外来患者総数は外来収益の増加と関連を持ちませんでした。

　図7を図6と比較してご覧いただければ分かるように、外来収益も外来単価も医師1人当たりの各種患者数の変化に伴ってほとんど同じような動きを示しており、外来収益と各種患者数の関係は主に外来単価の変化によって規定されていることがうかがわれました。つまり、外来収益の増加は主に医師1人当たりの紹介患者数や救急車搬入患者

数の増加によってもたらされますが、医師1人当たりの再来患者数が増えると外来収益は減少するということが分かったわけです。しかも、各種の患者はそれぞれに外来単価が異なり、外来収益の変化は主に外来単価の影響を受けているということです。

　この結果から、現在のような病院勤務医師の不足を考えると、医療経済的にも医療機能分担が効果的であり、病院医師が診療連携、特に紹介と救急機能に特化し、診療所医師に主たる外来機能を委ねることが有効であると考えられます。

　なお、この結果は当院のような一般(急性期)病院での現状から導かれるものであり、病院によっては結果の解釈には慎重を要します。例えば、新規病院の開設初期等に適用することは困難かもしれません。つまり、外来患者数が少ない状況では患者さんをえり好みしたりする余裕はないかもしれません。また、慢性期患者さんのための療養病棟などを中心としたホテル型経営の病院にも当てはまるものではありません。

　医師1人当たりの外来患者数と外来収益、外来単価の関係を検討した結果から一つの仮説を考えてみました(図8)。

　縦軸(Y)を外来収益あるいは外来単価と仮定してください。横軸(X)を医師1人当たりの外来患者数と仮定してください。通常、時間的に余裕があれば医師は1人の患者さんに必要と考えられる検査を行い診断し治療を行います。これは同じ疾患であれば大きな変化はありません。つまり疾患が一定であれば、患者さんが1人の場合も3人の場合も診療内容は変わらず、グレーの線で示した外来単価は同じです(Y=K)。つまり外来単価は医師にとって診療可能な範囲では変化はなく、この範囲では黒線で示した外来収益(外来単価×外来患者数)は直線的に増加します(Y=aX)。

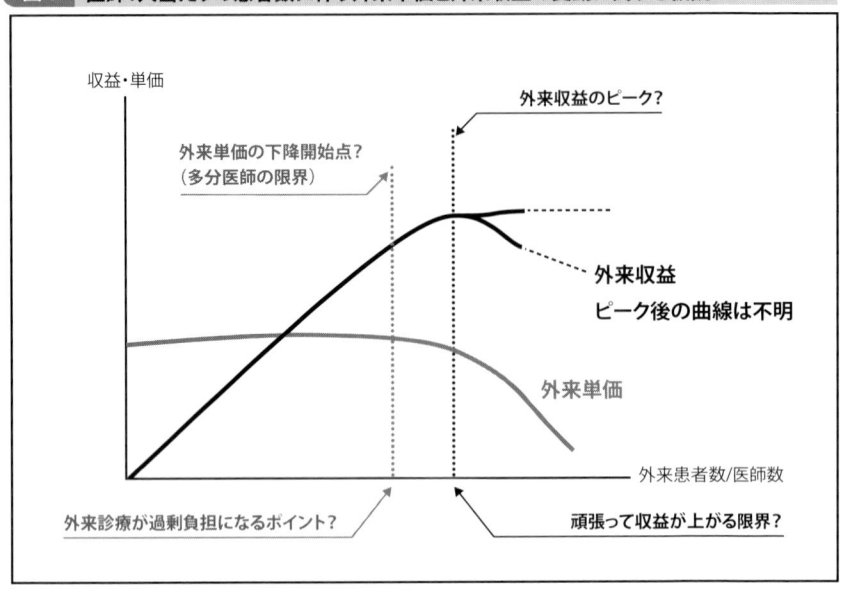

図8 医師1人当たりの患者数に伴う外来単価と外来収益の変動に関する仮説

（グラフ：縦軸「収益・単価」、横軸「外来患者数/医師数」。黒線は外来収益、グレー線は外来単価を示す。注釈：「外来収益のピーク？」「外来単価の下降開始点？（多分医師の限界）」「外来収益 ピーク後の曲線は不明」「外来単価」「外来診療が過剰負担になるポイント？」「頑張って収益が上がる限界？」）

　では、患者数が医師の診療可能な範囲を超えるとどうなるでしょうか。現状の多忙な勤務医は基本的にこのような状況と考えられます。患者数が異常に増えた場合には、可能な範囲で省ける検査は省いたり、通常なら延期できる検査は後回しになります。当然のことながらグレーの線で示した外来単価は減少します。このような診療が続けば全ての患者の診療単価が減少して、場合によっては外来収益が減少することさえあり得るでしょう。この仮説はミクロ経済学でいう限界効用逓減の法則を思い起こさせます。いずれにせよ、医師が診療できる限界を超えれば外来単価が減少することは間違いないでしょうし、その後外来収益の動きはどのようになるかよく分かりませんが、診療に余裕がある時のように順調な伸びを示すことはなく最悪の場合には外来収益が減少し得ることも予想されます。

第1章　診療連携の重要性について

　特に外来収益と医師1人当たりの各種患者数の関係に関する研究は評価を受け、第58回 日本病院学会（平成20年7月）の優秀演題として初めて表彰を受けました。

(10) 医療機能分担の観点からみた入院収益と入院単価の変動

　前項では、外来収益と外来単価が医師1人当たりの各種患者数の変化によって受ける影響を明らかにしました。

　続いて医師1人当たりの各種患者数が入院収益と入院単価に及ぼす

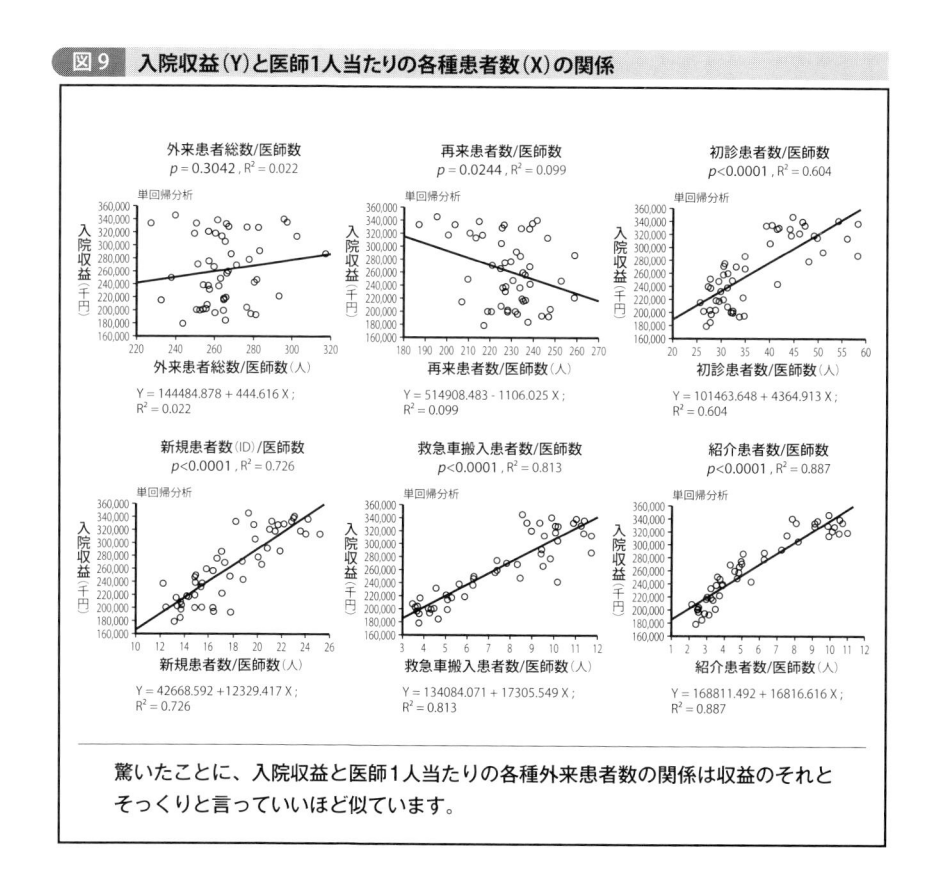

図9　入院収益（Y）と医師1人当たりの各種患者数（X）の関係

外来患者総数/医師数
$p = 0.3042$, $R^2 = 0.022$
単回帰分析
Y = 144484.878 + 444.616 X ;
$R^2 = 0.022$

再来患者数/医師数
$p = 0.0244$, $R^2 = 0.099$
単回帰分析
Y = 514908.483 − 1106.025 X ;
$R^2 = 0.099$

初診患者数/医師数
$p < 0.0001$, $R^2 = 0.604$
単回帰分析
Y = 101463.648 + 4364.913 X ;
$R^2 = 0.604$

新規患者数(ID)/医師数
$p < 0.0001$, $R^2 = 0.726$
単回帰分析
Y = 42668.592 + 12329.417 X ;
$R^2 = 0.726$

救急車搬入患者数/医師数
$p < 0.0001$, $R^2 = 0.813$
単回帰分析
Y = 134084.071 + 17305.549 X ;
$R^2 = 0.813$

紹介患者数/医師数
$p < 0.0001$, $R^2 = 0.887$
単回帰分析
Y = 168811.492 + 16816.616 X ;
$R^2 = 0.887$

驚いたことに、入院収益と医師1人当たりの各種外来患者数の関係は収益のそれとそっくりと言っていいほど似ています。

影響を単回帰分析を通して見てみましょう。まず図9に入院収益と医師1人当たりの各種患者数の関係を示しました。Y軸は入院収益、X軸は上段左から全て医師1人当たりの外来患者総数、再来患者数、初診患者数、下段左から全て医師1人当たりの新規患者数、救急車搬入患者数、紹介患者数のグラフを示しました。

　図を一目見て驚いたのは、入院収益と医師1人当たりの各種の外来患者数の関係は外来収益と医師1人当たりの各種外来患者数の関係にそっくりと言っていいほど似ているということです。

　さて、図9を詳しく見てみましょう。決定係数の大きさから、入院収益に最も大きく影響するのは医師1人当たりの紹介患者数の増加であり、医師1人当たりの救急車搬入患者数がこれに続き、医師1人当たりの新規患者数と初診患者数がこれに続いて有意に影響しました。しかし、医師1人当たりの再来患者数が増えると入院収益は減少し、外来患者総数は入院収益の増加と関連を持ちませんでした。もうお分かりのことと思いますが、これは外来収益、外来単価と医師1人当たりの各種患者数の変化と全く同じでした。外来収益が外来単価を介して医師1人当たりの各種患者数に直接的に影響を受けやすいことは容易に理解できましたが、入院収益まで全く同じように影響を受けていたことは大変な驚きでした。

　外来収益は外来単価を介して医師1人当たりの各種患者数に直接的に影響を受けましたが、入院収益と入院単価の関係はどうでしょう。これを調べるために入院単価と医師1人当たりの各種患者数の関係を図10に単回帰分析を用いて示します。Y軸は入院単価、X軸は上段左から全て医師1人当たりの外来患者総数、再来患者数、初診患者数、下段左から全て医師1人当たりの新規患者数、救急車搬入患者数、紹介患者数のグラフを示しました。

図10 入院単価(Y)と医師1人当たりの各種患者数(X)の関係

外来患者総数/医師数
$p = 0.3471$, $R^2 = 0.018$
$Y = 29057.282 + 40.718 X$;
$R^2 = 0.018$

再来患者数/医師数
$p = 0.0676$, $R^2 = 0.068$
$Y = 61349.182 - 93.779 X$;
$R^2 = 0.068$

初診患者数/医師数
$p < 0.0001$, $R^2 = 0.418$
$Y = 26847.473 + 354.871 X$;
$R^2 = 0.418$

新規患者数(ID)/医師数
$p < 0.0001$, $R^2 = 0.555$
$Y = 21217.016 + 1048.698 X$;
$R^2 = 0.555$

救急車搬入患者数/医師数
$p < 0.0001$, $R^2 = 0.811$
$Y = 27442.114 + 1682.176 X$;
$R^2 = 0.811$

紹介患者数/医師数
$p < 0.0001$, $R^2 = 0.719$
$Y = 31631.979 + 1504.857 X$;
$R^2 = 0.719$

予想通り入院単価は入院収益と同様に、医師1人当たりの紹介患者＞新規＞救急車搬入患者数の順で強く影響を受け、再来患者数は負の相関、外来患者総数は相関しませんでした。

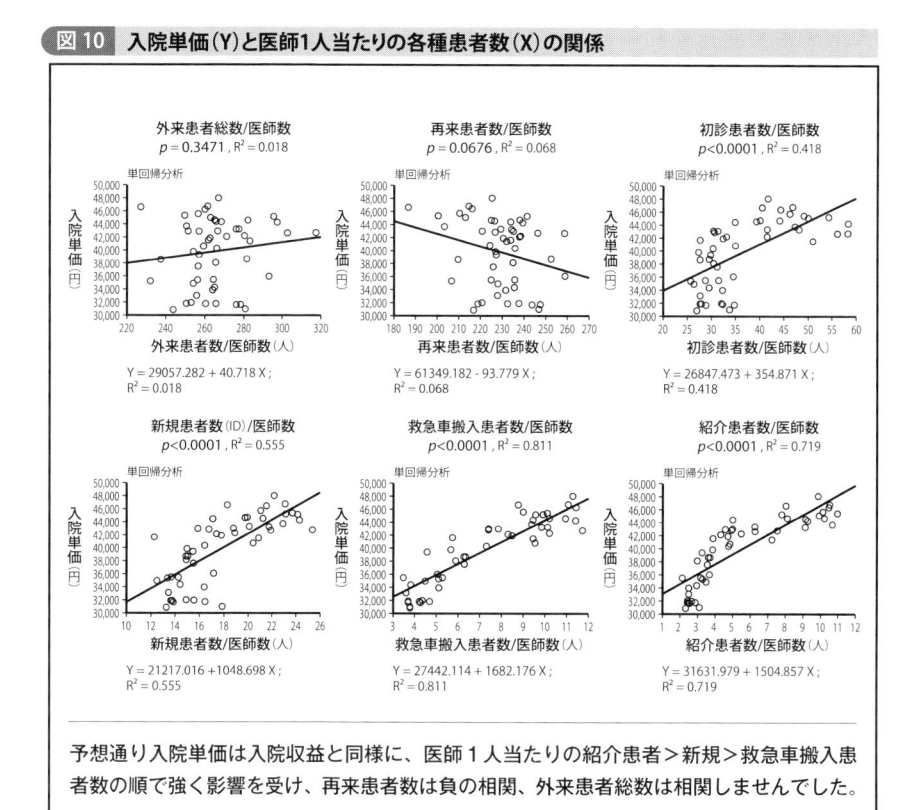

図10に示した入院単価(Y)と医師1人当たりの各種患者数(X)の回帰分析の結果はやはり入院収益のグラフとほとんど同じでした。つまり、入院単価に最も大きく影響するのは医師1人当たりの救急車搬入患者数であり、医師1人当たりの紹介患者数がこれに続き、医師1人当たりの新規患者数と初診患者数がこれに続いて有意に影響しました。しかし、医師1人当たりの再来患者数と、外来患者総数は入院収益の増加と関連を持ちませんでした。もちろん、入院収益と入院単価の関係を見ると、決定係数の値にも大きな差はなく、この関係は外来収益や

外来単価の関係の検討結果とほぼ同じと考えられました。

　入院単価は全く同じではありませんが、これまでの外来収益、外来単価、入院収益とほぼ同様の因子に影響を受けました。まず医師1人当たりの紹介患者数や救急車搬入患者数などの二次医療分野に最も大きく影響を受けました。続いて医師1人当たりの新規患者数や初診患者数に大きな影響を受けました。しかし、医師1人当たりの再来患者数や外来患者総数は相関を示しませんでした。入院単価と医師1人当たりの各種患者数の関係は外来収益、外来単価、入院収益と完全に一致したわけではありませんが、ほぼ同様と考えられ、特に入院単価が医師1人当たりの救急車搬入患者数や紹介患者数の増加と強い正の相関を示したことは、医療機能分担による病院の診療連携や救急対応の重要性が入院単価の増加にも密接に関連することを示しています。この点では他の外来収益、外来単価、入院収益と一致した動きであると考えることができます。

　また、別の見方をすると、医師1人当たりの外来患者総数は外来収益、外来単価、入院収益、入院単価のいずれとも全く関連しなかったことから、医師1人当たりの外来患者総数を増やそうという試みは病院経営上あまり勧められることではないようです。

　さらに、医師1人当たりの再来患者数が増加すると外来収益、外来単価、入院収益は有意に減少し、入院単価も減少する傾向を示しました。つまり、医師の仕事量が対応能力の限界付近にある時に、新患・再来にかかわらず外来患者数が増えると効率的な診療が行われず、外来収益、入院収益ともに減少し、勤務医の過剰労働、不十分な診療など、勤務医のみならず病院そのもの、患者さん全てにとって不利益を生む可能性があると考えられます。

　入院単価と入院収益は、外来単価や外来収益とほぼ同様の因子、すな

第1章　診療連携の重要性について

わち医師1人当たりの紹介患者数や救急車搬入患者数などの二次医療分野に大きく影響を受けることが分かりました。続いて医師1人当たりの新規患者数や初診患者数に大きく影響を受けていました。病院医師が診療連携(紹介と専門性)に基づいた入院機能と救急に特化し、二次医療分野に専念し、診療所医師に主たる外来機能を委ねるという医療機能分担は病院の医療経済的にも有効であることが示唆されました。

　図11に医師1人当たりの患者数が及ぼす外来・入院の収益・単価の変動に関する仮説を示します。

　黒線で示した外来単価と外来収益の動きは前述したとおりです。グレーの線に関して、縦軸(Y)を入院収益あるいは入院単価と仮定してください。グレーの線で示した水平に走ってその後下降する入院単価の曲線をご覧ください。通常、入院患者が少ない場合には、医師は1人の患者さんに必要最小限の検査を行い診断し治療を行います。これは同じ疾患であれば大きな違いはありません。つまり疾患が同じで重篤さも一定とすると、患者さんが1人の場合も3人の場合も診療内容に大きな違いはなく、入院単価は同じになります(Y=K)。つまり診療単価は医師に診療可能な範囲では変化なくX軸に平行になります。この範囲では入院単価が一定ですので、入院患者数に比例して入院収益は直線的に増加します(Y=aX)。

　勤務医の現状に近いと考えられますが、患者数が医師の診療可能な範囲を超えるとどうなるでしょうか。患者数が極端に増えた場合には、当然のことながら入院単価は減少せざるを得ません(これも直線とは限りませんが、右下がりの曲線になり、大雑把に直線で表せばY=bX、b<0となります)。このような診療が続けば全ての患者の入院単価が減少して、場合によっては患者数が増加しても入院収益が減少することもあり得ると考えられます。

図11 医師1人当たりの患者数が及ぼす外来・入院の収益・単価の変動に関する仮説

収益・単価

入院収益のピーク？

入院単価の下降開始点
（医師の診療能力の限界？）

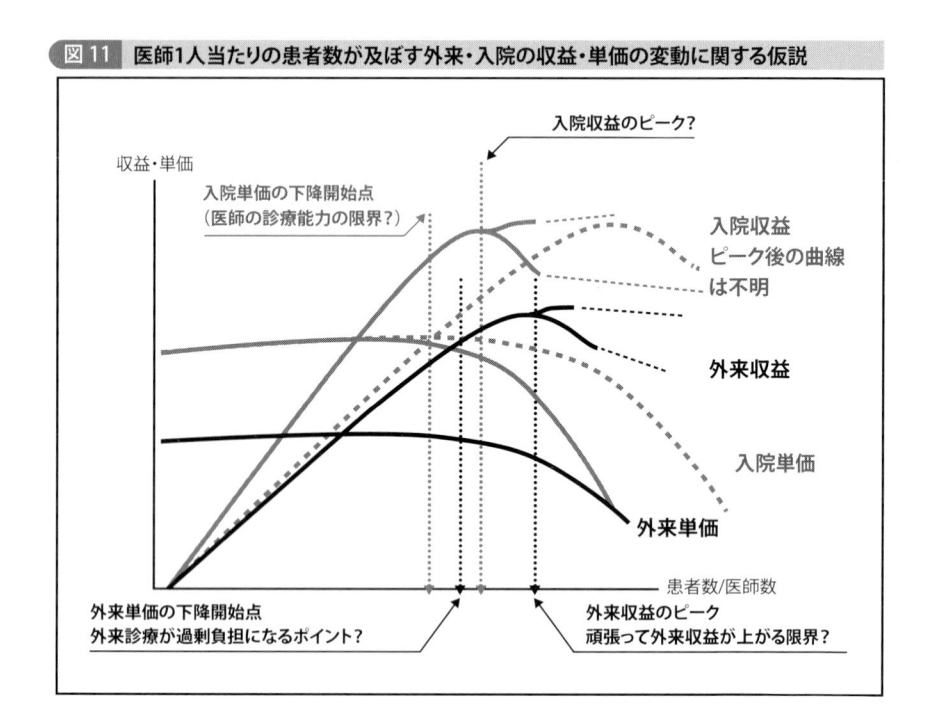

入院収益
ピーク後の曲線
は不明

外来収益

入院単価

外来単価

患者数/医師数

外来単価の下降開始点
外来診療が過剰負担になるポイント？

外来収益のピーク
頑張って外来収益が上がる限界？

　実際には医師は外来患者と入院患者を同時に受け持つことが多く、その内訳も入院患者数と外来患者数の比も施設によってさまざまです。従って**図11**のような単純なものではありません。しかし、基本的な考え方は外来患者であれ、入院患者であれ、そのトータルが医師の診療能力を大幅に超えれば、外来単価のみならず入院単価も減少し、入院収益も順調には伸びずに、ひいては入院収益にも悪影響を及ぼすと思われます。しかも、前に掲げた**図9**は、入院収益に影響する医師の仕事量は医師1人当たりの外来の各種患者によって既に規定されているという、外来診療での患者の選択（病院ではどのような患者を外来診療すべきか）の重要性を示しています。

　つまり、現状のような勤務医師の過剰労働下（あるいはそれに近い状

況)では入院収益、外来収益という病院の2つの基本的収入源は、外来患者の種別によって決定され、その理由の一つが外来あるいは入院における救急車搬入患者、紹介患者の単価の高さと言えます。また、さらに重要な要素があります。紹介は診療所医師が専門性を信頼し行う行為であり、引き受ける勤務医の診療意欲をかき立てるものであること、また救急車搬入患者は病院でなければ対応できないチャレンジングな(表現が過激ですが)症例という要素があり、いずれも医師としての力を最も発揮でき、意気に感じて仕事ができる対象であるということです。自分の経験からも、経営にはむしろ勤務医の意欲が重要なのではないかと考えています。自分も勤務医だった時には外来単価や入院単価を考えることはほとんどなく、ただただ自分の知識や専門的技術の錬磨に励んだこと、そしてそれが生き甲斐であったことを思い出します。

(11) それでは、医業収益の動向は？

　外来単価・外来収益、入院単価・入院収益の動向は分かりました。それでは、入院収益と外来収益の合計で、病院の収益のほとんどを占める医業収益は同じ結果になるのか、という点が気になります。**図12**にこれまでと同様の方法で、医業収益(Y)と医師1人当たり各種の患者数(X)の関係を示しました。X軸は上段左から全て医師1人当たりの外来患者総数、再来患者数、初診患者数、下段左から全て医師1人当たりの新規患者数、救急車搬入患者数、紹介患者数のグラフを示しました。

　　決定係数から医業収益は、医師1人当たりの紹介患者数や救急車搬入患者数などの二次医療分野に大きく影響を受けたことが分かります。続いて医師1人当たりの新規患者数や初診患者数に大きく影響を受けました。さらに、医師1人当たりの再来患者数や外来患者総数にはほ

図12 医業収益(Y)と医師1人当たりの各種患者数(X)の関係

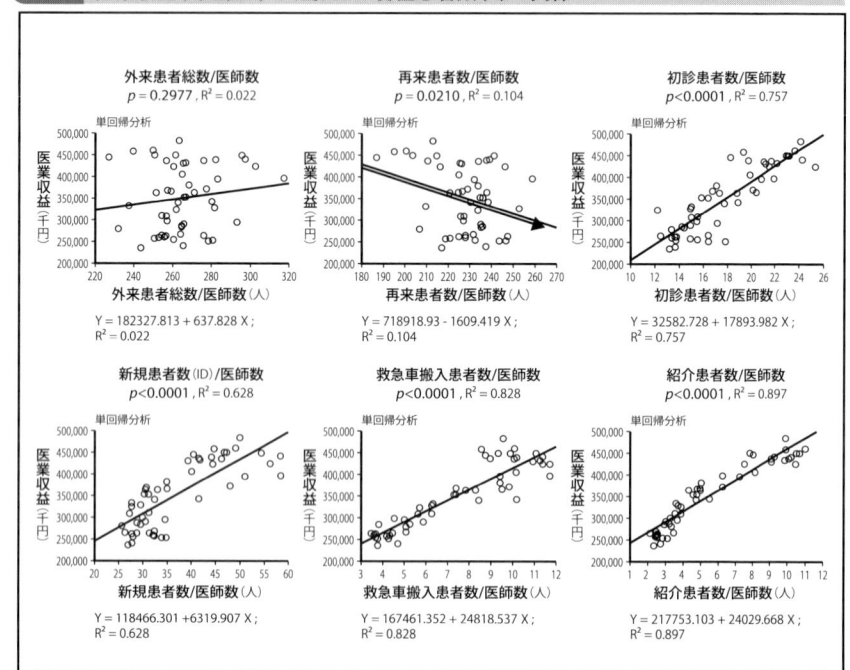

外来患者総数/医師数
$p = 0.2977$, $R^2 = 0.022$
単回帰分析
$Y = 182327.813 + 637.828 X$;
$R^2 = 0.022$

再来患者数/医師数
$p = 0.0210$, $R^2 = 0.104$
単回帰分析
$Y = 718918.93 - 1609.419 X$;
$R^2 = 0.104$

初診患者数/医師数
$p < 0.0001$, $R^2 = 0.757$
単回帰分析
$Y = 32582.728 + 17893.982 X$;
$R^2 = 0.757$

新規患者数(ID)/医師数
$p < 0.0001$, $R^2 = 0.628$
単回帰分析
$Y = 118466.301 + 6319.907 X$;
$R^2 = 0.628$

救急車搬入患者数/医師数
$p < 0.0001$, $R^2 = 0.828$
単回帰分析
$Y = 167461.352 + 24818.537 X$;
$R^2 = 0.828$

紹介患者数/医師数
$p < 0.0001$, $R^2 = 0.897$
単回帰分析
$Y = 217753.103 + 24029.668 X$;
$R^2 = 0.897$

決定係数R^2を見ていただくと、医業収益は医師1人当たりの紹介患者数や救急患者数などの二次医療分野に大きく影響を受けました。予想どおり、医業収益と医師1人当たりの各種外来患者数の関係は外来あるいは入院収益とそっくりと言っていいほど似ています。

とんど影響を受けませんでした。当然のことながら、医業収益も外来収益、入院収益と同様に二次医療分野に大きく影響を受けました。

　つまり医師1人当たりの外来患者総数や再来患者総数が増えても経営的にはあまり効果がなく、むしろ病院経営においては紹介患者数と救急車搬入患者数増加に集中したほうが効率的であることが示されています。それだけではありません。医業収益、入院収益、外来収益、入院単価、外来単価は、いずれも医師1人当たりの紹介患者数と救急

車搬入患者数に大きく影響されていることから、病院経営的には外来の患者さんの種類が重要であることが示唆されました。この一連の研究をするまでは、これほど外来患者さんの種類が病院経営に大きな影響を与えているとは到底思いもつかなかったことです。

(12) 一連の研究で分かったこと、考えたこと

　医療経済の観点から検討してみましたが、医業収益、入院収益、外来収益の変動の多くは外来患者の種類(紹介患者、救急車搬入患者、初診患者、新規患者、再来患者、総外来患者)によって規定されていました。そして、この収益を規定する因子として重要なものが単価の高さです。救急車搬入患者は重症が多く単価が高いとか、紹介患者は手術や特殊な検査が必要で外来単価が高く、入院する率も高いなどとよく言われますが、これが種類別の外来患者の単価の影響を端的に示しています。

　しかし、全く別の重要な視点として、医師も人間であり無限に患者さんを診療できるわけではないので、医師の量的な診療能力の限界やこれに影響を及ぼす医師の診療意欲についても考えてみる必要があり、この点は単価よりも重要な経営学的なポイントと考えています。

　まず、病院勤務医の診療意欲という観点については、どの種類の患者が勤務医の診療意欲と関連するかが興味深いところでしょう。誤解を恐れずに言えば、一般的にホスピタリストは、診療所医師の診療によって選別された疾患すなわち、紹介患者(手術・侵襲的検査・高度な治療などの対象)に興味があります。さらに、同じ医療の専門科である医師からの重症例、難治症例などの紹介は自己の能力を評価されたものと考えられ、意気に感じるものです。さらに重症度の高い救急車搬入患者にも診療意欲が高くなる傾向があると考えられます。つまり、これらの種類の患者の診療は本来の病院らしい病院業務と言えるもので、

結果として勤務医というのは「紹介」と「救急」という病院業務を仕事として選択した医師なのです。

　もちろん、救急医療は好むと好まざるとにかかわらず病院の重要な業務であり、避けては通れません。昨今問題とされている「救急車搬入患者のたらい回し」も、"診療所で診療可能な病院の慢性期外来患者"が診療所での診療に移ることで、時間的に余裕のできた病院勤務医が救急に力を回すことによって、改善に向かうと考えられます。

　現在の勤務医の過剰労働と病院の窮状を考えると、医療費増の要求という私自身の基本的なスタンスは変わりません。しかし、病院は機能を集約化（特化・センター化）し、診療所やその他の医療機関と良好な診療連携を軸にした医療機能分担を図ることで、合理的で良好な経営が可能になると考えられます。これによって多様で高度な医療ニーズに応え、国家的問題である医療費の増加に歯止めをかけ、一方で勤務医は人間らしい生活を享受できる可能性があります。

　この章のまとめとして、医療経済、医師の診療能力の限界、病院勤務医（ホスピタリスト）の診療意欲、さらに救急医療という観点から、医療機能分担は極めて重要であるということについて述べます。

　最近、ようやく勤務医の過剰労働問題が表面化し、医療機能分担の必要性や合理性が理解されるようになり、新聞などでも大病院に軽症の患者が直接受診することに対して批判的な報道がなされるようになってきました。しかし実際問題として、受診はフリーアクセスという言葉に慣れた人々が患者として受診する際に、素直にこのような考え方ができるか、また、医療従事者、特に経営サイドが医療機能分担を積極的に推進する立ち位置につけるかどうかが問題です。

　病院経営関係の学会で「医療機能分担を積極的に推進した方が、病院の医療経済的に見ても有効でありかつ勤務医は過剰労働から解放され、

より専門性を生かした魅力的な仕事に就ける」という発表をした時に、質問に立ったある大病院の病院長から「君はそう言うけれど、病院経営における外来診療費の占める比率は高く重要なのだ。例えばうちの病院の今の医業損益はとんとんだ。病床利用率は90％以上で、これ以上入院は増やせない、それなのに外来患者数を減らしたら、赤字だよ！外来は大事なんだよ」と言われたことがあります。

しかし、私は外来患者数を減らせと言っているのではありません。それは結果であって本来の目的ではありません。病院では紹介患者と救急患者を診ることが重要な役割であり、そのためには医療機能分担が重要であると主張しているだけです。そして、私の研究結果によると医療機能分担を推進することによって、外来患者総数にかかわらず病院経営は良くなるはずであるということを言っているのです。

(13) 医師の診療能力の限界時に起きる現象？

当院では外来患者数は日報としてデータが出ます。もちろん入院患者数も同様です。しかし、期間で表わされる損益計算書の最短期間は1ヵ月です。つまり、われわれは日々当月の外来患者数や入院患者数を見て、当月の外来収益や入院収益を予測します。最終的には、翌月の初旬に出る月次すなわち損益計算書を見て、「あれ、外来患者数が増えたほど外来収益が出ていない（変わらない）」とか、「外来患者数が減ったのに外来収益は上がっている（変わらない）」などと、良くも悪くもなかなか予想が当たらないなと感じていました。そしてこのようなものだと思っていました。もちろん経理の問題や財務表作成におけるさまざまな処理の遅延、ずれといったことも考慮が必要ですが、当院の事務の能力が安定してもこの予想が当たらない現象は相変わらず継続しました。

そこで、当院における外来患者数と外来単価の動きを同時に観察してみました。比較的分かりやすい2002年7月から2006年11月までの65ヵ月間を**図13**に示しました。その結果、外来患者数が増えた月は外来単価が下がり、外来患者数が減った月は外来単価が上がるという奇妙な現象が見えてきました。

　例えば、外来において患者数が医師の量的な診療能力の限界に達している場合、患者1人当たりの診療時間や診療内容はどのようになるのでしょうか？　多分、本来の自分の専門ではない領域については、診療は広がらないと思われます。後に回せる検査は次回の診察に回され、結局患者1人当たりの診療時間は短縮され、診療内容は手薄になる可能性があります。すなわち、医師1人当たりの外来患者数が増えれば外来単価が下がり、外来患者数が減れば外来単価が上がる傾向が出てくる時には患者数が医師の量的な診療能力の限界に達している可能性

図13　医師の診療能力の限界時に起きる現象？ XY=k　同じ期間における外来患者数と外来単価の関係

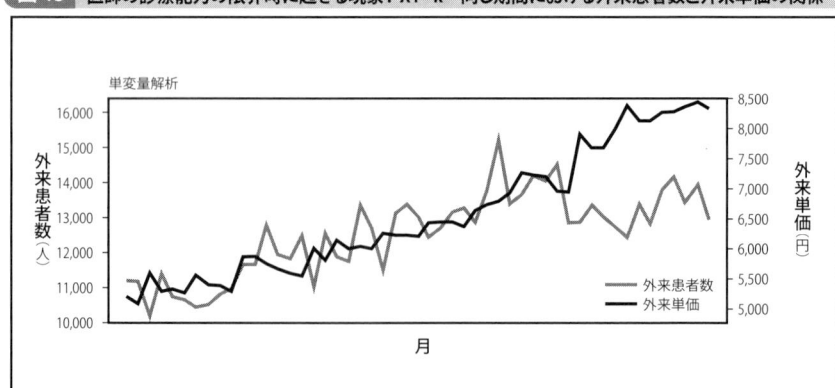

当院における毎月の外来患者数と外来単価の関係を示します。長期的には病院の発展に伴い外来単価は徐々に増加しています。しかし、月ごとに見ると、外来患者数が増加すれば外来単価は下がり、外来患者数が減れば外来単価が上がるという現象が見えます。

があると考えられます。

　さて、隣接する月であれば医師数はあまり変化しません。例えば9月と10月の医師数はほとんど変わりませんので、隣接する外来患者数と外来単価の関係は、医師1人当たりの外来患者数と外来単価の関係に極めて近いはずです。そして、この関係は、Y軸に外来単価、X軸に医師1人当たりの外来患者数をプロットしたグラフで表わし、医師1人当たりの患者数が増えれば外来単価は下がり、外来患者数が減れば外来単価が上がる、ということで明らかになります。そこで、なんとかこの関係を証明できれば、医師の過剰な仕事量もまた証明できるのではないかと考えました。

　数学の専門家ではない私は、例えば1ヵ月当たりの外来患者数(X)と外来単価(Y)の関係は、反比例すなわちY=k/Xに近くなるのではないかと考えました。しかしよくよく考えると、図14左上の医師1人当たりの外来患者収益をご覧いただければ分かるように、医師1人当たりの外来患者数×外来単価すなわち医師1人当たりの外来収益(k)は一定ではありません(図14)。

　医師1人当たりの外来収益は月に150万円以下の時もあれば250万円に近い時もあり、しかも一定の増加や減少の傾向もなく、大きく変動していました。つまり外来患者数と外来単価は綺麗な反比例を示すわけではありません。少し悩みましたが、外来患者数(X)と外来単価(Y)という散布図を作った場合、この現象をあらわす回帰曲線はXが増加すればYが減少し、Yが増加すればXが減少するという曲線であればよいはずです。つまり、第1象限内で右肩下がりの曲線であれば、私の言う奇妙な現象は証明されることになります。

　次に図15をご覧ください。対象は2002年7月から、2013年12月までの月ごとの外来単価(X軸)と医師1人当たりの外来患者数(Y軸)です。

図14　医師1人当たりの外来収益、入院収益、医業収益（2002年7月～2013年12月）

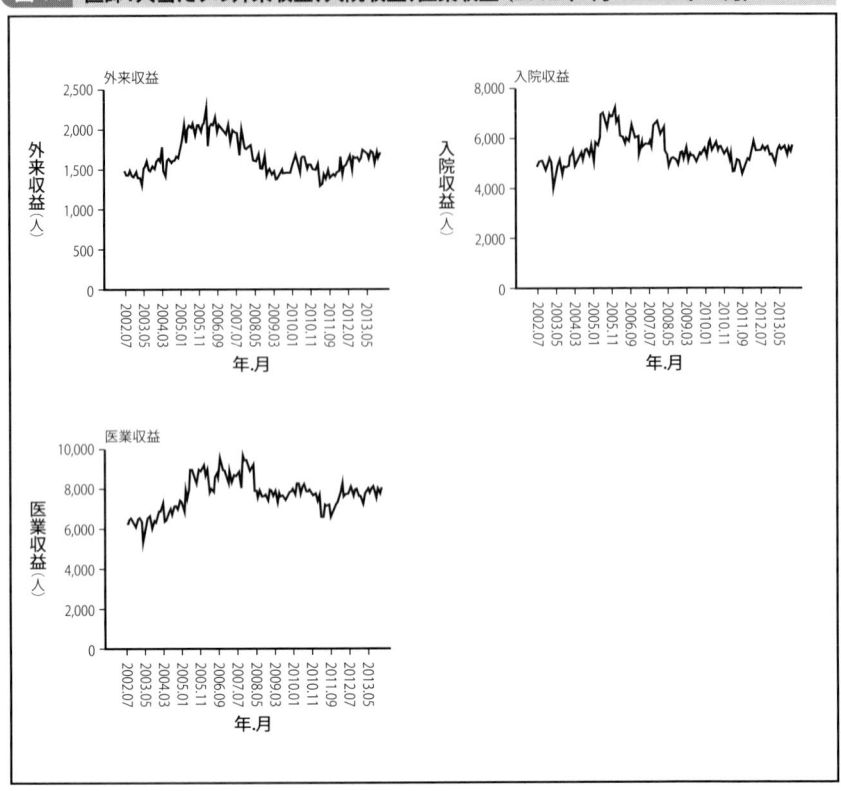

　X軸を月ごとの医師1人当たりの外来患者数としY軸を外来単価として散布図を作成しました。散布図をみれば一目瞭然右肩下がりの傾向が明らかです。これを回帰式で明らかにするために、Xが増加すればYが減少する関係の回帰式として頭に浮かんだ直線式Y=aX+b（a<0）、対数式Y=a lnX+b、逆数式Y=(a/X)+bを選択し、散布図がどの回帰曲線に最もフィットするか決定係数で比較検討しました。その結果、決定係数は対数関数、逆数（反比例）関数、直線関数の順で、対数関数が最もフィットする回帰曲線でした。しかし、いずれも右下がりで少し下

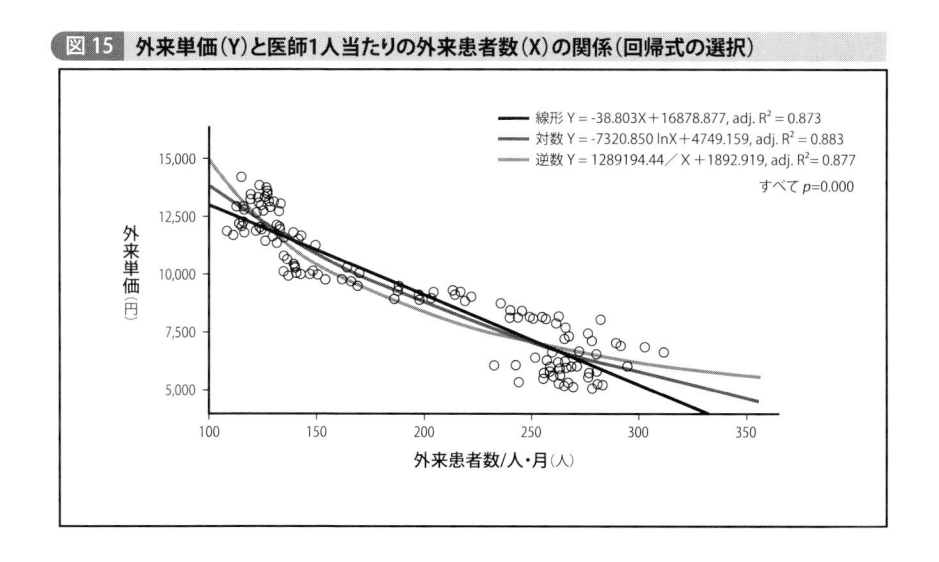

図15　外来単価(Y)と医師1人当たりの外来患者数(X)の関係（回帰式の選択）

線形 Y = -38.803X + 16878.877, adj. R^2 = 0.873
対数 Y = -7320.850 lnX + 4749.159, adj. R^2 = 0.883
逆数 Y = 1289194.44／X + 1892.919, adj. R^2 = 0.877
すべて p=0.000

に凸の散布図にフィットする回帰曲線で、医師1人当たりの患者数が増える月は外来単価が下がり、医師1人当たりの外来患者数が減る月は外来単価が上がるという仮説が強く支持されたと考えました。

続いて入院患者数と入院単価の関係を示します。図16も期間は2002年7月から2006年11月までの65ヵ月間です。隣り合う月々ではあまり医師数は変わりませんので、大雑把に言えば、この入院患者数と入院単価の関係は、医師1人当たりの入院患者数と入院単価の関係とほぼ同じになります。

もしそのように見えれば、入院患者管理においても前述の医師1人当たりの外来患者数と外来単価と同様の関係が成立している可能性があります。

図17をご覧ください。X軸を月ごとの医師1人当たりの入院患者数としY軸を入院単価として散布図を作成しました。散布図を見れば一目瞭然右肩下がりの傾向が明らかです。これを回帰式で明らかにするた

図16 医師の診療能力の限界時に起きる現象？ XY=k　同じ期間における入院患者数と入院単価の関係

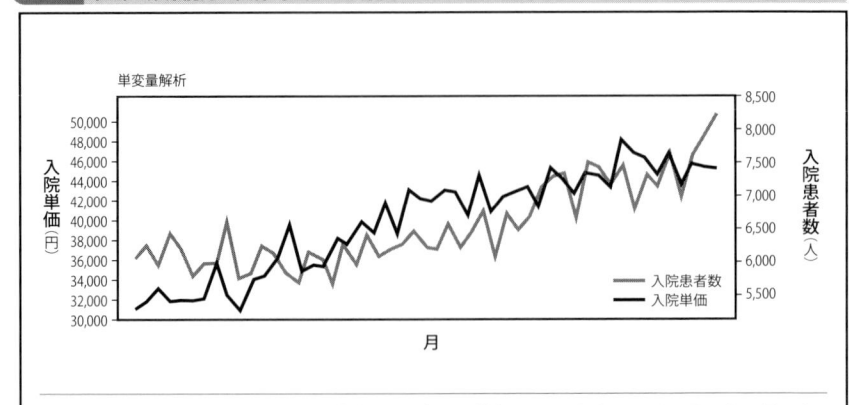

長期的には病院の発展に伴い入院単価は徐々に増加しています。しかし、月ごとに見ると、入院患者数が増加すれば入院単価は下がり、入院患者数が減れば入院単価が上がるという現象が見えます。

めに、Xが増加すればYが減少する関係の回帰式として前述した直線式 $Y=aX+b(a<0)$、対数式 $Y=a\ \ln X+b$、逆数式 $Y=(a/X)+b$ を選択し、散布図がどの回帰曲線に最もフィットするかを決定係数で比較検討しました。

　その結果、決定係数は逆数（反比例）関数、対数関数、直線関数の順で、逆数関数が最もフィットする回帰曲線でした。いずれも右肩下がりで少し下に凸の散布図にフィットする回帰曲線で、医師1人当たりの入院患者数が増える月は入院単価が下がり、医師1人当たりの入院患者数が減る月は入院単価が上がるという仮説が強く支持されたと考えました。

　外来単価と医師1人当たりの外来患者数の関係、入院単価と医師1人当たりの入院患者数の関係はほぼ同様の関係が成立しました。当初この現象は、勤務医の労働量が多く、過剰労働に近い状況で起きる現象と考えていました。しかし、**図14**に示すように長期間の医師1人当

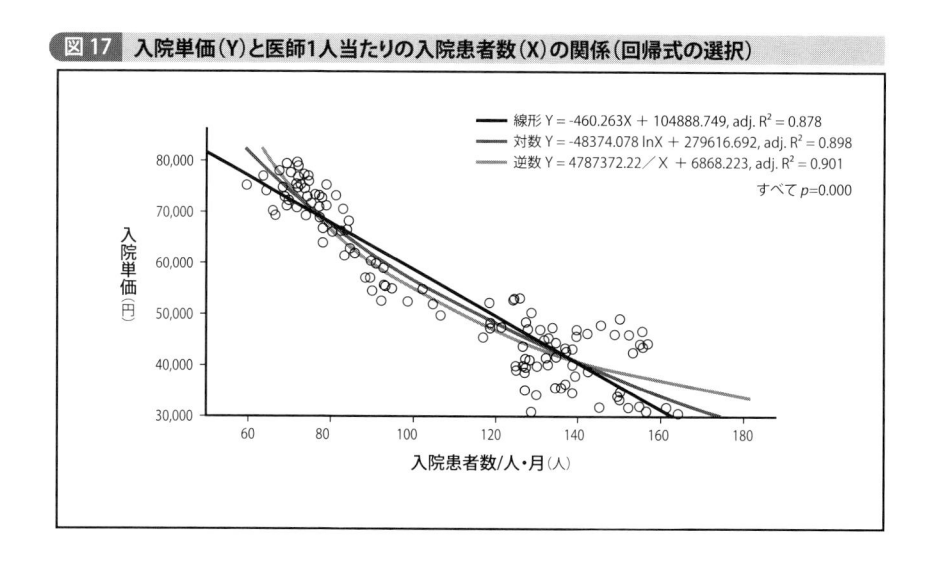

第1章 診療連携の重要性について

図17 入院単価（Y）と医師1人当たりの入院患者数（X）の関係（回帰式の選択）

線形 Y = -460.263X + 104888.749, adj. R² = 0.878
対数 Y = -48374.078 lnX + 279616.692, adj. R² = 0.898
逆数 Y = 4787372.22／X + 6868.223, adj. R² = 0.901
すべて $p=0.000$

たりの外来・入院収益、医業収益を見ると、これらに相当差があっても、この現象はほぼ毎月のように起こっており、はるかに幅広い労働状況で起こる現象である可能性が示唆されました。この状況をどのように説明するか、いつも忙しかったのか、医師（人？）はこのような現象を作る傾向にあるのか、私の中にも答えはありません。

（14）医療機能分担の観点からみた医業収益、外来・入院収益と外来・入院単価の変動

最後に**図18**に、医師1人当たりの患者数が及ぼす外来・入院の収益・単価の変動を示し、さらに**図8**と**図11**を合わせて、医業収益の変動予想を示しました。医業収益は入院収益と外来収益の合計ですので、**図18**の黒い線のグラフで示されるような曲線になると思います。医業収益のピーク後に関してはどのようになるかは施設や状況によって異なり、推測は難しいものです。

53

さて、外来単価が先に下降し始めるのか、入院単価が下降し始めるのか、はたまた、入院収益、外来収益、医業収益のピークはいずれが最も早く来るのか、それは病院のタイプ、人員の配置などによって大きく異なるでしょう。ただ一つだけ言いたいのは、この各種単価や各種収益が下降点、あるいはピークに達したと判断した時に、勤務医の限界ではないかと考えてほしいということです。そして、外来であれ、入院であれ、いつまでも医師1人当たりの患者数が増え続けても収益が増加し続けることはなく、勤務環境は極めて悪くなり、単価は下がり、勤務医にとっても経営者にとっても好ましくない状況になることは間違いありません。

　もし、理論的に説明がつかない単価や収益の伸びの限界が来たら、勤務医、あるいは医療従事者の限界の可能性を考えて、もう一度病院

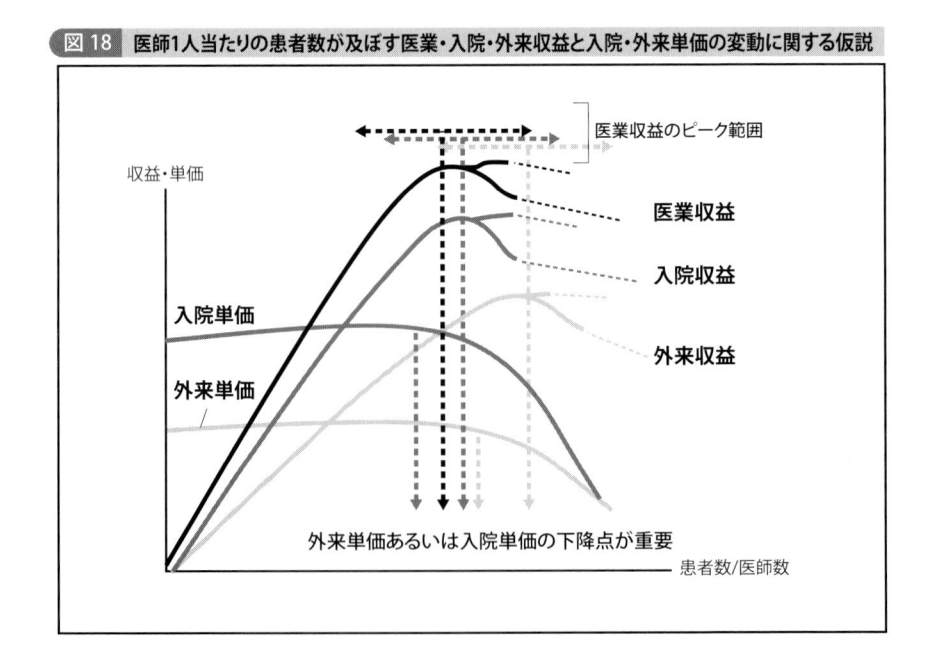

図18　医師1人当たりの患者数が及ぼす医業・入院・外来収益と入院・外来単価の変動に関する仮説

経営についてよく考えるべきでしょう。

(15) 研究の限界

　今回取り上げた多くの研究では時系列データを用いて回帰分析を行っています。回帰分析は正規分布を示すデータには適切な結果を示しますが、時系列データには必ずしも正確な結果が得られるとは言えないと言われています。しかし、私は時系列解析モデルを用いた統計ソフトを所有していないためクロスセクション分析に用いる回帰分析を行いました。時系列データを扱うとはいえ、各種患者数には特徴があり同じ時間経過をたどっており、例えば紹介患者数、救急患者数、再来患者数のいずれと外来収益が関係するかという回帰分析での決定係数の比較はそれなりに意味があると考えられます。つまり統計処理の限界ではありますが、結果で示された著明な傾向を無視するわけにはいかないと考えられます。

　特に今回取り上げた研究の多くは、90％以上の病床の充足率があり、なおかつ外来患者数も入院患者数も比較的多い状況にある（需要が多い）一般（急性期）病院のデータが対象であり、同様の病院においては本研究で得られた結果が当てはまる可能性が高いと言えます。一方で、**図11**のシェーマを見れば分かるように、例えば新規開業の病院で外来・入院患者数ともに足りない（少ない）状況では、外来単価より外来患者数が増えることが重要であり、本研究のモデルは短期的には当てはまりません。当院は基本的には医師が不足に近い状況を想定した診療モデル（この状況の病院がずっと多いのです）に当てはまると考えられるからです。

　従って本研究は、医師数に比較して外来患者数が極端に少ない場合や、医師数に対して入院患者数（病床充足率）が極端に少ない場合には

適用できない可能性があります。

　次に、本研究では外来・入院単価と外来・入院収益を従属変数として評価しましたが、費用の部分は考慮しませんでした。実際に損益(いわゆる利益)を従属変数としても同様の結果が出ていますが、なぜ、損益を主たる従属変数としなかったかについては重要であり、またこれまで質問を受けた経緯もありますので、説明が必要かと思われます。

　まず、使用した月別の損益計算書について簡単に記述します。外来・入院単価は外来・入院収益を外来・入院延べ患者数で除したものです。外来と入院収益の和がいわゆる医業収益であり、費用は大きく人件費、材料費、経費に分けられます。医業収益(外来・入院収益の和)からこれらの費用を引くと医業損益(大雑把な利益)になります。医業損益は重要ですが、私は敢えて医業損益で検討せず、診療単価と診療収益で検討しました。その理由は大きく分けて2つあります。

　第一に外来・入院単価は基本的に健康保険制度に従っており、その内訳となる診察料、検査・手術料、薬価などは基本的には一定で大きな違いはありません。しかし、費用は時期によって、あるいは施設によって大きな違いがあり、さらには同じ診療行為について異なる診療材料を使用することもあり、また、同じ診療材料でも、その値段は購入量、購入交渉などさまざまな要素によって異なります。また人件費も施設によって異なり、減価償却費などの経費も異なります。従って普遍的(多くの施設でも適用できる)に費用を評価することが困難なため、単価と収益に限定し、費用によって影響を受ける損益を評価することは避けました。

　第二の理由は、当院で使用した財務諸表の月次決算書(月次損益計算書)は発生主義を取るために、発注した時点のものであり、材料使用の時期とのタイムラグが生じます。例えば年末年始の休業前に年末(12月)

の薬品や診療材料の購入量が多めになってしまうと、実際の使用量による費用との差が大きく出ます。この費用発生の時間的な誤差も研究結果に偏りを生じさせる可能性があります。

　これらを回避するために原価計算という手法があります。しかし、診療材料費に関しては比較的有用ですが、人件費に関しては1人の医師の外来と入院の従事割合を算出するという信頼性の低い作業が必要になり、またその他の医療スタッフ、事務処理の費用などの算出は困難であるため、結果は正確性に問題を残すことになります。さらに経費を外来と入院に仕分けすることも困難です。もちろん、科別であるとか医師個人別にとなると正確性はさらに低くなります。また、原価計算は正確さを求めれば求めるほど、人的にも時間的にもコンピュータなどのハードやソフトも含めたコストが高くなり、その割に今回の財務諸表と簡単な医事データから導かれる結果に較べて精度が高いかどうかの疑問があり、他施設でも困難と思われるが当院では外来と入院関係コストを完全に区別するのが困難である、などの理由により使用しませんでした。

　また、原価計算は前向きで、事業の成果を前もって予測することができます。しかしわれわれは回帰的な方法によって分析しました。回帰的な方法は、過去を見る研究であり、結果を前向きに使用することはできますが、前もって全てを予測するものではありません。ところが、回帰的な方法は原価計算では予測できなかった勤務医の意欲や疲労など、人間的な部分をも含んだ結果を表わすために、より正確で、われわれの予想を超える真実を提供し得ると考えられます。

　当院は急性期医療を中心とした一般病院であり、現在は地域医療支援病院、DPC参加病院です（DPCとはdiagnosis procedure combinationの略で、診断群分類を意味します）。使用した研究データの多くは当院

がDPC対象病院になる前のデータです。つまり、DPC非参加型の診療報酬体系におけるデータを使用しており、今回の研究結果の適用は理論上、DPC非参加型の病院が中心となります。このようなデータを使用した病院の収益に関する研究が必要である理由が4つあります。

第一の理由は、今でも非DPC病院のほうがDPC病院よりはるかに多いことです。厚生労働省保険局医療課の資料によるとDPC対象病院数は、平成24年4月時点で100床未満181/3,174、100～220床未満335/2,343、200～300床未満301/779、300～400床未満265/574、400～500床未満149/298（50％）、500床以上274/419です。DPC病院数は500床以上の大病院では65％と半数を超えているが、400～500床未満で50％、それ以下では半数に遠く及びません。つまり、DPC病院は病床数では53.1％と半数を超えましたが、病院数としては全一般病院数が7,587に対し、1,505であり、DPC病院数は全一般病院の19.9％、1/5でしかありません。今後の増加は予想されるものの、現状でも増加は緩やかです。病院の経営方針に関与することを検討するには、多数を占めるDPC非参加型の診療報酬体系におけるデータは重要であり、その形態は短期間で大きく変化していないことから、このデータを用いた研究には十分価値があると考えられます。

第二の理由はDPCの係数は2年ごとに大きな改訂があり、制度名は変わりませんが、現状では研究対象としては変化が大き過ぎて、確定した診療報酬制度とは捉えにくいことです。

DPCの支払い方式はPDPSと命名され、Par-Diem Payment Systemの略で、「1日ごとの支払い方式」を意味しています。DPC/PDPSでは、診断群分類ごとの1日当たり点数に医療機関別係数を掛けることによって最終的な請求点数が決定します。医療機関別係数とは、暫定調整係数（各医療機関の医療費実績値を反映したもの）、基礎係数、医療

機能評価係数I(医療機関単位での構造的因子の評価)、医療機能評価係数II(医療機関が担うべき役割や機能を評価)という4つの係数の合計です。

　DPCは2003年4月に82の特定機能病院の一般病棟を対象に開始され、引き続き2004年4月から2年間の一般病院の試行が開始されました。2006年には特定機能病院に試行適用病院を加え、さらに新たに288の調査協力病院を加えて360病院をDPC対象病院としました。2008年度改定では重症の急性期のみならず、軽症の急性期もDPCの対象とし、さらに2010年にも改定があり、2012年にはDPC病院を3群に分けてそれぞれの基礎係数を新しく設定しました。

　診療報酬の2年ごとの改定に比し、まだ黎明期のDPC/PDPS制度の2年ごとの変化は大きく、今後安定するまでにはまだ時間を要し、現状は過渡期と考えるべきです。

　第三の理由は、DPC参加病院はDPC制度参加に伴う医業収入の激変を避けるために、DPC非参加時期の診療報酬が保証されており、DPC非参加型の診療報酬体系の影響が大きいことです。具体的にはDPC参加各医療機関ごとにDPC参加前年度医業収入実績を基にした調整係数が設けられました。この調整係数は2012年以後段階的に基礎係数と機能評価係数で置き換えられる予定で、DPC制度は旧診療報酬体系を色濃く受けながらDPC独自の制度に変化しています。

　最後に第四の理由ですが、DPC制度の中には医療機能分担の考え方がしっかり入っており、診療連携の推進と救急医療の重要性は係数に大きく反映されています。DPC以前の診療報酬体系より、さらに紹介患者を中心とする地域医療支援病院や救急患者の診療に対して係数が高くなるように設定されていて、紹介患者や救急患者はこの点で一般の患者よりも高額になる傾向があることが知られています。DPC制度

では診療連携や救急医療の充実は高く評価されていると考えられます。当院でもDPC制度参加後の医業収益は参入前より明らかに増加しています。

　この４つの理由から、DPC非参加型の診療報酬体系におけるデータを用いた研究にも十分価値があり活用すべきであると考えられます。

第2章

診療連携に関連する諸問題(ピットフォール)

第2章　診療連携に関連する諸問題
　　　　（ピットフォール）

（1）以前から重視されている「病床利用率」は、本当に重要でしょうか？

　図19は当院の病床利用率と入院収益・医業収益の関係を示しています。

　入院収益・医業収益をそれぞれ縦軸（Y軸）、病床利用率を横軸（X軸）として表しています。確かに病床利用率が上がれば、入院収益・医業収益ともに増加していくので、直線回帰式が有意に当てはまります。しかし、入院収益・医業収益と病床利用率の間にできた回帰式の決定係数（R^2）はいかがでしょう。病床利用率は入院収益・医業収益に対して0.285、0.28であり、これは病床利用率が入院収益・医業収益の変動をそれぞれ

図19　病床利用率と入院収益・医業収益の相関

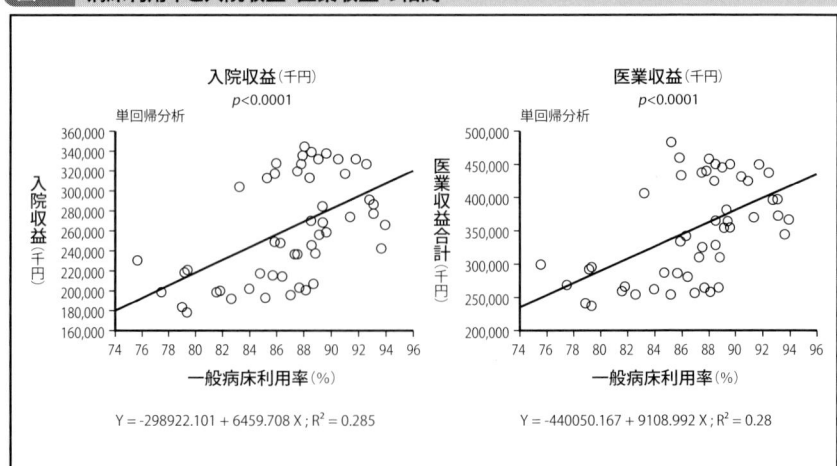

入院収益（千円）　単回帰分析　$p<0.0001$

医業収益（千円）　単回帰分析　$p<0.0001$

Y = -298922.101 + 6459.708 X ; R^2 = 0.285

Y = -440050.167 + 9108.992 X ; R^2 = 0.28

病床利用率が低いということで、暗に入院を増やすように指示された経験のある医師は多く、また、病院の経営指標としても長く使用されてきました。しかし、図に示すように決定係数は0.3以下で低いのです。つまり入院収益や医業収益の増加への貢献は少ないということです。

28.5％、28％規定しているということになります。これまで紹介した図を思い出していただければ分かるとおり、医師1人当たりの紹介患者数や救急車搬入患者数は、入院収益や医業収益に対して、決定係数が0.7〜0.9というような値であり、医師1人当たりの紹介患者数や救急車搬入患者数が入院収益・医業収益の変動をそれぞれ70％から90％規定しているということになります。つまり病床利用率や医師1人当たりの紹介患者数や救急車搬入患者数が、同じように有意に入院収益や医業収益と相関するとはいっても、その関連の強さ、言い換えれば医師1人当たりの紹介患者数や救急車搬入患者数の影響は病床利用率に比べてはるかに大きいのです。それを知っていれば、病院経営において、病床利用率の方が医師1人当たりの紹介患者数や救急車搬入患者数より大切だなどとは言えないでしょう。

　このことをまとめてみます。病床利用率は、病院の経営指標として長く使用されてきました。しかし、当院のような一般病院の各種収益と病床利用率の関係は、各種収益と医師1人当たりの各種患者数との関係に較べれば関連は弱く、指標としての価値は低いと考えられました。病床利用率を経営指標として用いるのが間違っているわけではなく、その価値をよく考えて他の指標と比較検討しながら、病院の性質、タイミングなどさまざまな観点から検討して経営指標として使うべきです。もちろん、まだベッドがほとんど埋まっていない開設当初の病院や、ホテル型の経営形態になる慢性期入院施設・入所施設等への入院・入所にとっては重要な指標でしょう。当たり前のことですが、方法、戦略、戦術、いずれの表現を用いるにしても、それらをいかに適用するかも極めて重要です。

　資金繰りの苦しい新規開設の病院において外来患者数増、入院患者数増（病床利用率のアップ）を求めないで済む経営者は少なく、いると

すれば幸運な経営者と言えます。いわゆる一般病院として急性期医療に取り組むならば、長期的には紹介患者と救急患者を中心とした診療形態を目標とすべきです。そして診療所などの担当医師からの信頼を確かなものにするためにも紹介患者と救急を中心とした診療を行うことを、早い段階から示す必要があり、その時期を失してはなりません。病院トップがリーダーシップを発揮する時です。病床利用率増加のために、患者の退院を延ばそうと試みたり、逆紹介を放棄して囲い込んだりする誘惑に負けてはいけません。

　病院らしい病院における病床利用率増加は紹介が増え、救急患者が増えることによって図られるべきです。

(2) 平均在院日数は重要な病院経営指標でしょうか？

　「病院経営は簡単だ。患者さんを長く入院させて、満床にすれば、病院経営は安定だ」。

　かなり前ですがこんな言葉を聞いたことがあります。ある病院のやり手の事務長さんの発言でした。当時まだ若かった私はこの言葉にひどく腹を立てたことを思い出します。「われわれ医師は患者さんを素早く治療し、家庭に復帰させるのが仕事だ。入院する患者さんはお札じゃない」と思ったものです。多分「医療でお金儲けしようなんて……」とも考えたでしょう。

　若かった当時の私が病院経営について冷淡だったことはさておき、病院経営の視点で在院日数の問題を考えてみましょう。患者さんを長く入院させることは前節の病床利用率に大きく関係しますが、もう一つの問題として、患者さんの在院日数とも大きく関係します。すなわち実入院患者数（実入院患者数を延入院患者数÷平均在院日数と定義する）が同じならば、各患者さんの在院日数（平均在院日数）が長いほうが

図20　平均在院日数(X)と入院単価・収益、医業収益(Y)の関係

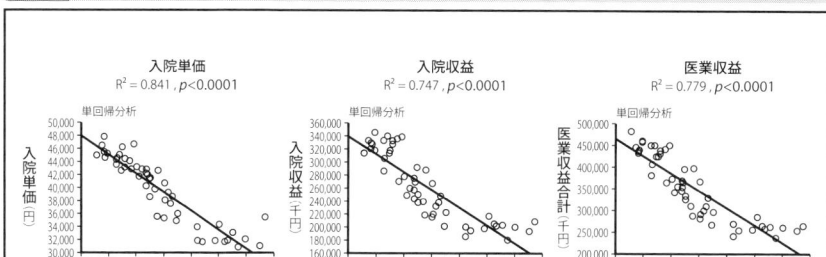

入院単価
$R^2 = 0.841$, $p<0.0001$
単回帰分析
$Y = 62472.984 - 1439.497 X$;
$R^2 = 0.841$

入院収益
$R^2 = 0.747$, $p<0.0001$
単回帰分析
$Y = 477858.963 - 13791.403 X$;
$R^2 = 0.747$

医業収益
$R^2 = 0.779$, $p<0.0001$
単回帰分析
$Y = 664106.298 - 20010.757 X$;
$R^2 = 0.779$

平均在院日数が短縮すると入院単価が最も増加し、ひいては入院収益も増加しています。当然のことながら医業収益まで増加しています。いずれの決定係数(R^2)も0.7以上と強い関連を示し、平均在院日数はやはり入院単価と最も強く関連しました。入院単価、入院収益や医業収益は病床利用率より平均在院日数と強い関連を示しました。

病床利用率が高くなるという関係だからです。しかし、現代の一般病院の病院経営において、このような無駄なことが許されるでしょうか。むろん許されることではありません。また在院日数を長くせよと言われたら、有能な医師やスタッフの意欲はどのようになるでしょうか？とはいえ、経営者は必ず悩むことになります。「現代の病院において平均在院日数の短縮が叫ばれているが、果たして現代の病院経営において平均在院日数の短縮は有益であろうか？」と。

図20をご覧いただきましょう。X軸が平均在院日数です。Y軸は左から入院単価、入院収益、医業収益を表します。

平均在院日数が延長すると入院単価、入院収益、医業収益いずれも減少します。いずれの決定係数(R^2)も0.7以上と強い関連を示しましたが、平均在院日数は入院単価と最も強く関連しました。DPCに参入すると、平均在院日数が短いほど単価が高くなるように制度上仕組まれ

図21 平均在院日数と入院単価の経時的推移

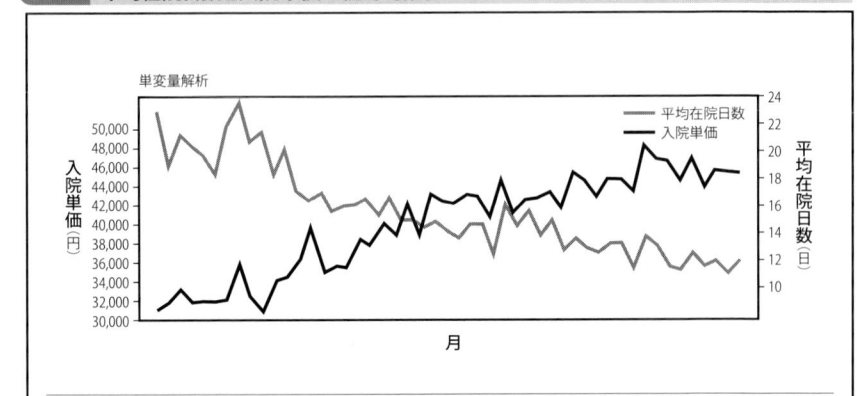

平均在院日数が短くなると入院単価が上昇し、平均在院日数が長くなると入院単価が下降しているように見えます。あたかも平均在院日数（X）と入院単価（Y）が反比例し、経時的推移XY=k（K;定数）が成立するように見えます。

ていることはよく知られていますが、このデータはDPC参入以前のものであり、通常の出来高制の保険制度でも平均在院日数の短縮は入院単価の増加をもたらし、ひいては入院収益、医業収益をも増加させることが分かります。当院のデータではDPC参入後も同じ結果を示しています。

　もちろん、これは、平均在院日数を減らしても、患者さんが継続して入院すること、すなわち実際の入院患者数の増加が前提です。そうでなければ、ホテル型の経営形態といえる慢性期を中心とした病院のように空き部屋にしておくより入院させていた方がよいということになり、病床利用率が経営指標の重要な要素になることは当然です。一般病院では病床利用率を重視することは、前述の理由で経営によい効果を示さないことが明らかですが、さらに、病床利用率を重視すると長く入院させたほうがよいという意味になり、「腕のいい医師は早く治

して早く退院させることができる」という、勤務医の誇りを妨げることになります。「入院期間を長くする」。院長としては絶対避けるべき方針であると考えます。

図21に当院の平均在院日数と入院単価の経時的推移を同じ時間軸で示しました。

平均在院日数が短くなると入院単価が増加し、平均在院日数が長くなると入院単価が減少しているように見えます。これは毎月の医業指標を見ていると気付く感覚と一致します。平均在院日数(X)と入院単価(Y)があたかも反比例しているかのようです。しかし、この現象は出来高制であれば、主たる治療、診断、特に保険点数が高い手術や侵襲的検査は入院初期に行われることが多く、いったん主たる検査や治療が済んで時間が経てば1日当たりの診療点数が下がるということは医療従事者ならよく理解できることです。もちろんDPCにおいても短い在院日数を尊重し、入院初期には高い1日定額点数となり、段階的に1日定額点数が低くなることはご承知のとおりです。

まとめると、平均在院日数は入院単価、入院収益、医業収益全てと有意に負の相関を示しました。その中でも特に入院単価と強い負の相関を認めました。つまり、平均在院日数の短縮が即収益の減少につながるわけではなく、少なくとも入院単価の増加には確実に有用であり、平均在院日数が短い方が病院経営は良好になる可能性が高いということが言えます。

経営上の直接的な効果のみならず、積極的に病状の落ち着いた患者さんを慢性期医療を得意とする後方病院へ転送し、平均在院日数を短縮し、病床の余裕を持ち、よりスムーズに患者を受け入れることは、診療所や後方病院との良好な診療連携を行う上で重要なことです。

（3）逆紹介についての議論

　これから、しばらくの間、主に病院から診療所などの施設に患者さんを紹介する、通常の紹介ルートと逆のルートである逆紹介について考えてみます。

　「診療所への逆紹介患者数が増えると、その後で診療所からの紹介患者数は増えるかも知れないが、自院の外来患者数が減ってしまうでしょう。外来は重要な収益源であり心配です」とおっしゃる先生方や、「患者さんはモノではないのだから、簡単にモノを扱うような、あるいはいらなくなったモノを人にあげるような、逆紹介という行為は嫌いだな」とおっしゃる先生もいらっしゃいます。また良好な関係が作れず、対応に苦慮している患者さんを逆紹介してしまおう、などと考える医師もいるかもしれません。

　いずれにせよ逆紹介は、考え方も、その実施方法も難しいものです。この難しさの理由は3つあります。1つ目は一般的に日本の医療機関はフリーアクセスで医療施設の選択権は患者さんにあると考えられているため、いったん病院にかかった人は診療所に戻りたがらない傾向にあること、2つ目は病院経営者も逆紹介によって外来患者さんの減少による収益減の可能性があると考えること、そして3つ目は、長く病院に通ってきた患者さんを逆紹介しようとして患者さんとトラブルになってしまうことがある、ということです。

　このような理由から逆紹介は、病院経営者、勤務医、患者さんのいずれからも厄介なものと見られることがあります。しかし、患者さんは傷病の種類や病状に見合った、なおかつ、交通のアクセスなどの社会的な問題も含めて適切な医療施設で診療を受ける必要があります。現状の病院機能不足という状況を考えると、やはり病院勤務医が専門家として、患者さんに適切な医療施設を逆紹介することが必要なのです。

患者さんの側の視点だけでなく、病院経営者、勤務医も、医療機能分担という考えに従って紹介や逆紹介を行い、適切な医療施設へ適切な患者さんの配分を行って、患者さん･医療従事者双方の時間や費用を今より効率的に使うようにしなければ、医療費の増加、病院機能の限界、病院勤務医の疲弊は改善されないでしょう。

A 逆紹介患者数が増えると、各種患者数はどのように変化しますか？

前述したように「逆紹介患者数が増えると、紹介患者数は増えるかも

図22 逆紹介患者数(X)と各種患者数(Y)の関係

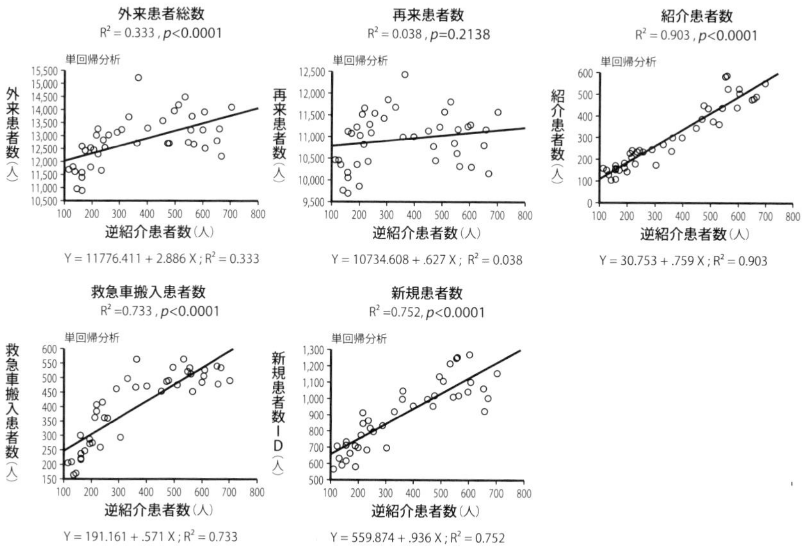
外来患者総数
R² = 0.333 , p<0.0001
単回帰分析
外来患者数（人）
逆紹介患者数（人）
Y = 11776.411 + 2.886 X ; R² = 0.333
再来患者数
R² = 0.038 , p=0.2138
単回帰分析
再来患者数（人）
逆紹介患者数（人）
Y = 10734.608 + .627 X ; R² = 0.038
紹介患者数
R² = 0.903 , p<0.0001
単回帰分析
紹介患者数（人）
逆紹介患者数（人）
Y = 30.753 + .759 X ; R² = 0.903
救急車搬入患者数
R² =0.733 , p<0.0001
単回帰分析
救急車搬入患者数（人）
逆紹介患者数（人）
Y = 191.161 + .571 X ; R² = 0.733
新規患者数
R² =0.752, p<0.0001
単回帰分析
新規患者数－D（人）
逆紹介患者数（人）
Y = 559.874 + .936 X ; R² = 0.752

逆紹介患者数と各種の患者数を単回帰分析で見た関連の強さは、紹介患者数＞新規患者数＞救急車搬入患者数＞外来患者総数の順で有意の正相関しました。しかし、再来患者数とは相関しませんでした。

知れませんが、外来患者数が減ってしまうでしょう」という懸念があります。それに対して、当院のデータを用いて、逆紹介患者数が増えると各種患者数がどのように変化するかを示します(**図22**)。X軸は逆紹介患者数です。Y軸は上段左から外来患者総数、再来患者数、紹介患者数であり、下段左から救急車搬入患者数、新規患者数です。

　逆紹介患者数(X軸)と各種の患者数(Y軸)の関係を単回帰分析し、その関係の強さを決定係数(R^2)で見た場合、逆紹介患者数と各種患者数の関連の強さは**図22**に数字で示したように、紹介患者数＞新規患者数＞救急車搬入患者数＞外来患者総数の順で、有意に正の相関を示しました。しかし、逆紹介患者数と再来患者数とは単回帰分析では関連を示しませんでした。因果関係は別に考察するとして、逆紹介患者数が多い時には紹介患者数、新規患者数、救急車搬入患者数、外来患者総数が多いということが認められました。また、逆紹介患者数の増減で再来患者数の増減が規定されるというわけではないことも示されました。

　さて、これだけのデータでは因果関係については推察することしかできませんが、逆紹介患者数を増やせば、一般的に逆紹介患者を受けた診療所の医師は逆紹介元の病院医師に好意的な感情を抱き、良好な関係が成立する可能性が高いことから、逆紹介に引き続いて逆紹介元の病院への紹介患者数が増えるであろうと私は推察します。つまり、逆紹介患者数の増加と紹介患者数の増加が正の相関を示すことは理解できます。同様に紹介患者の中に新規の患者が多いことから、逆紹介患者数と新規患者数が正の相関を示すことも理解可能と思われます。しかし、逆紹介患者数が増える場合に救急車搬入患者数が増える、あるいは外来患者総数が増えると言っても皆が同意できるわけではないでしょう。また、当院のデータでは必ずしも逆紹介が多い時に患者数が激減するという傾向も認められませんでした。

つまり、「逆紹介患者数が増えると、紹介患者数は増えるかもしれないが、外来患者数が減ってしまうでしょう」という考えは、少なくとも正しいとは言えないようです。

B 逆紹介患者数が増えると、各種単価・収益はどのように変化しますか？

「逆紹介患者数が増えると、紹介患者数は増えるかも知れないが、外来患者数が減ってしまうでしょう。外来は重要な収益源なので心配です」という病院経営者の懸念に対して、逆紹介患者数と各種患者数の関係を前節に示し、患者数に関する心配は不要であることを示しました。しかし、経営者は直接経営に影響する収益減少については、その行方にさらに敏感にならざるを得ません。そこで次に当院のデータを用いて、逆紹介患者数と外来単価、外来収益、入院単価、入院収益、医業収益との関係を見てみましょう（**図23**）。

図23はX軸に逆紹介患者数、Y軸に外来単価、外来収益、入院単価、入院収益、医業収益を示して単回帰分析を行っています。その結果、逆紹介患者数は、外来単価＞外来収益＞入院収益＞医業収益＞入院単価の順で全ての指標と有意に正の相関を示しました。時間関係を別として、逆紹介患者数が多い時には外来単価、外来収益、入院収益、入院単価、医業収益のいずれも高値であることが示されました。

それでは、この現象をどのように捉えるか考えてみましょう。逆紹介によって**図22**に示したような各種患者数の変化が生じ、さらにその結果各種単価や収益がどう変化するかは簡単に予想できません。結果から逆紹介患者数は外来単価、外来収益などと関連が強いことが分かりました。もちろん、入院収益、医業収益、入院単価も強く関連します。つまり医業指標と時間経過との関連は不明ですが、逆紹介患者数が多

図23　逆紹介患者数(X)と各種単価・収益との関係

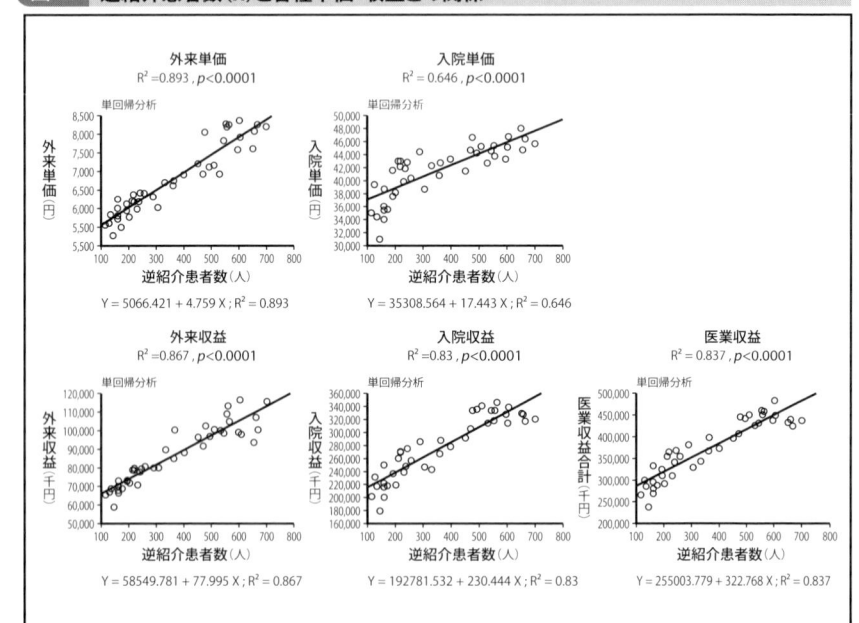

外来単価　$R^2 = 0.893, p < 0.0001$
単回帰分析
$Y = 5066.421 + 4.759 X; R^2 = 0.893$

入院単価　$R^2 = 0.646, p < 0.0001$
単回帰分析
$Y = 35308.564 + 17.443 X; R^2 = 0.646$

外来収益　$R^2 = 0.867, p < 0.0001$
単回帰分析
$Y = 58549.781 + 77.995 X; R^2 = 0.867$

入院収益　$R^2 = 0.83, p < 0.0001$
単回帰分析
$Y = 192781.532 + 230.444 X; R^2 = 0.83$

医業収益　$R^2 = 0.837, p < 0.0001$
単回帰分析
$Y = 255003.779 + 322.768 X; R^2 = 0.837$

逆紹介患者数は、外来単価＞外来収益＞入院収益＞医業収益＞入院単価の強さの順ですべての指標と有意の正の相関を示しました。

い時には外来単価、外来収益、入院収益、医業収益、入院単価が増加する傾向があるということになります。少なくとも、逆紹介患者数を増やすと外来患者数が減り、その後に入院患者数も減り、外来収益や入院収益も減り、最終的な医業収益が減ってしまうという図式が必ず成立するというわけではないようです。

　この分析から得られた結論としては、第一に逆紹介は必ずしも外来患者総数を急速に減少させるわけではなく、紹介患者数、新規患者数、救急車搬入患者数とともに増加する傾向があること、第二に逆紹介は必ずしも収益に悪影響を与えるわけではなく、むしろ外来単価、外来

収益、入院単価、入院収益を増加させ、医業収益を増加させる可能性がある、ということです。

しかし、これは風が吹けば桶屋が儲かる的な結論で、その理由をうまく説明できていないことも確かです。

C 逆紹介は難しい？

「逆紹介は診療連携の重要なツールであることは分かった。しかし、どうしたら逆紹介は増えるのだろうか？ 私の病院では、外来で逆紹介の説明をしても時間がかかり、紹介状を書く時間もない。下手をすれば、患者さんとトラブルになってしまう……。また、医師が外来患者さんを減らして診療を楽にしたいために外来で逆紹介を勧めたり、外来患者数を減らすことに価値ありと捉えて、外来患者の診療を上手に拒否するという傾向ができて、先生の発表のようにはいかない」と嘆く声を学会や講演会で聞きました。

それでは、病院経営に本当に有効な逆紹介というのはどのようなものでしょうか？ 私は長い間診療していた患者さんを外来で逆紹介しようと試み、既にその難しさは知っていました。簡単に逆紹介できる患者さんもいれば難しい患者さんもいます。それでは私はどうしたかと言いますと、新規の外来患者さんの診断がつき診療結果が出て安定したら、逆紹介しない理由がない限り逆紹介する。また、逆紹介の場を主に病棟に置き、入院患者さんを退院させる時に逆紹介をすることにしました。

医療機能分担という考え方が、患者さんたちにどの程度文化として浸透しているかによって逆紹介の効果は異なると私は考えています。例えば最近では日本の大学附属病院を紹介状なしに受診することは、本格的な救急でもない限り考えにくい状況です。しかし、少し前まではそれは

当たり前に行われていました。私が子供の頃のことですが、「（私の）顔色が悪い」と心配した母親に、紹介状なしで大学病院へ検査に連れて行かれたことがありました。もちろん普段もその顔色です。色白だったのだと思います。しかし、大学病院ではいやがる私に採血をはじめとして数々の検査をしてくれたことを覚えています。恐怖の時間でした。

「3時間待ちの3分間診療」と揶揄されて、大病院がばつの悪い思いをしたのは過去の話で、現在では大病院はそれを自分の過ちとは思わないのではないでしょうか。3時間も待って、3分間で終わるような疾患で大病院を受診する側にも問題があると考える人々が多くなっていると思います。とはいえ、文化の問題ですので、まだまだ大病院の外来で全ての疾患を診るべきだとお考えの方が多い地域もあるかもしれません。

さて、逆紹介の推進について話をすれば、医療従事者側からも患者さん側からも非難が多いのですが、逆紹介というものの本質を捉えたと感じた私の研究の最終部分を紹介します。私が行う研究ですからそれほど難しいものではありませんが、私にとってはこの研究は予想外の結論になりました。そして、この研究結果は私にとって、少しばかり勧めることをはばかられた逆紹介を、自信を持って勧められる逆紹介に変えてくれたのです。

当院は開設以来、基本的に救急車搬入患者は断らない、紹介患者を必ず紹介元に返す、逆紹介を推進し、紹介患者を大切にするという基本的な方針を重視してきました。

図24に示しますが、逆紹介患者数と各種患者数の変化について時間的関係を明らかにするために、X軸は時間経過、Y軸は上段左から月ごとの外来患者総数、紹介患者数、新規患者数、下段左より月ごとの再来患者数、救急車搬入患者数、逆紹介患者数を用いて時間的推移を検討し

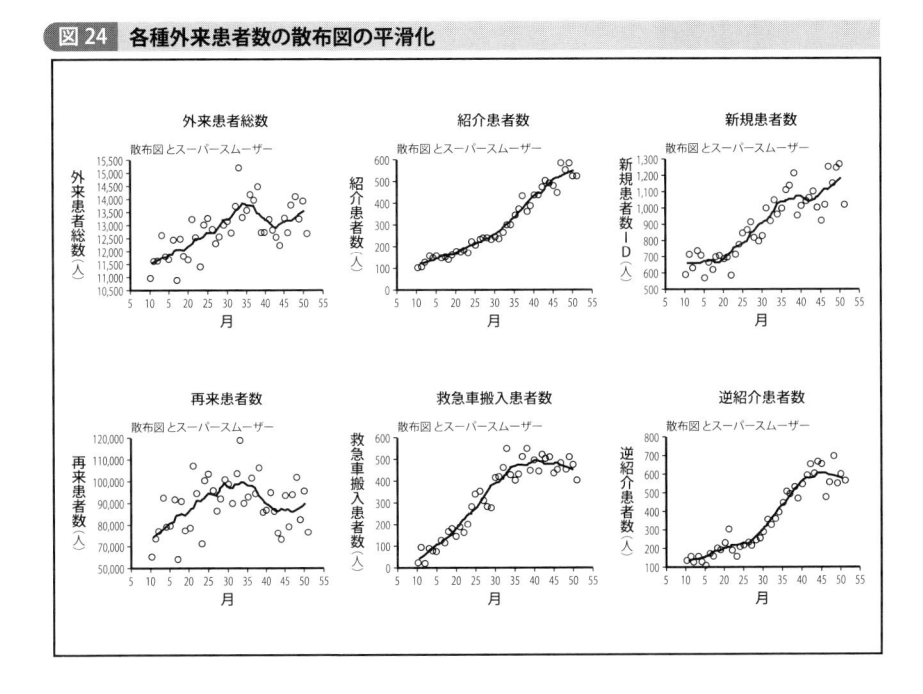

図24 各種外来患者数の散布図の平滑化

　ました。方法は前述の各種患者数の散布図をFriedman's supersmoother methodによって平滑化して、曲線に変えました（図24）。紹介患者数、新規患者数、救急車搬入患者数、逆紹介患者数はFriedman's supersmoother methodによって良好な曲線が作られました。この４つの曲線ならその時間的な動きを比較できると考えました。しかし、外来患者総数と再来患者総数は分散していて、必ずしも良好な曲線が得られませんでした。

　図24にこれらの散布図を平滑化した曲線を作成しましたが、逆紹介患者数の変化を基準に各種患者数の変化と比較するために図25を作成しました。

　図25のX軸は時間経過をあらわす月数であり図24と基本的に変わりません。しかし、下段右の逆紹介患者数の月別の推移をあらわす曲線

図25 各種外来患者数の平滑化曲線の比較

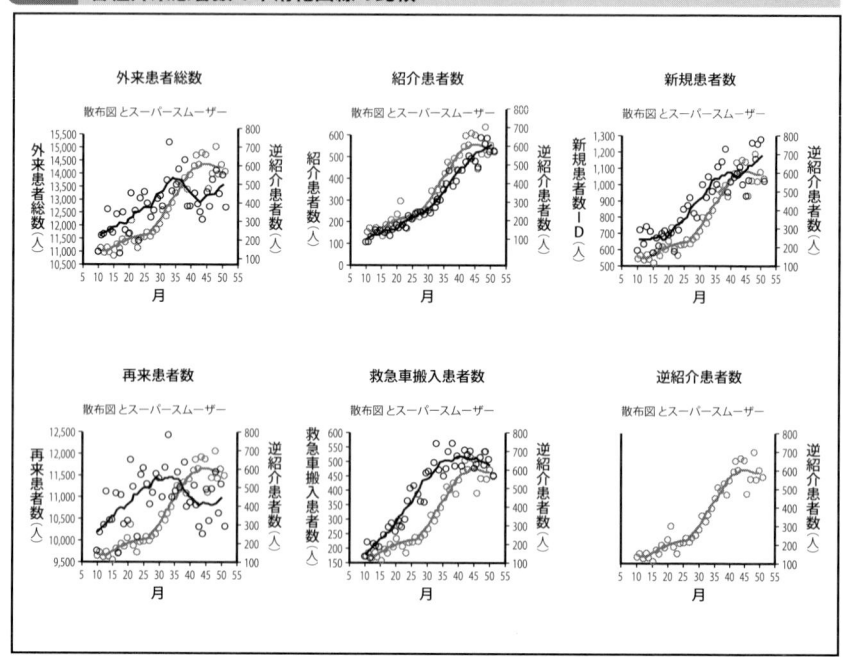

のみをグレーで示しました。この逆紹介患者数をあらわすグレーの曲線を他のグラフに重ねて、逆紹介患者数と各種患者数の時間的推移を比較するために作成しました。

図25を詳しく見ていきましょう。上段左のY軸が外来患者総数です。当院の開設は平成14年7月で、開設早々から外来患者総数は徐々に増加しました。外来患者総数の増加に遅れて逆紹介患者数も増加しますが、外来患者総数は逆紹介患者数が増加しているにもかかわらず、途中で減少に転じ、一定化しました。このグラフは開設から5年近くを見ていますが、12年後の現在も、外来患者総数は開設5年目とほとんど変わりません。散布図のばらつきも大きく、外来患者総数と逆紹介患者数はあまり関係なく動いたようです。

上段中央は紹介患者数です。上段中央のグラフが示しているのは、まさに逆紹介患者数（グレーの曲線）の増加にわずかに遅れて紹介患者数（黒の曲線）が増加している様子です。しかもこの２つの曲線は極めてよく似ています。

　診療連携を強化するためには、紹介状への丁寧な返事を添えて紹介患者さんを必ず紹介元へ返すことと、逆紹介を推進することが最低限の条件であると私は考えています。特に紹介患者数を増やすためには逆紹介を推進することが重要であり、病院の医師は診療所医師に敬意を表して逆紹介し、診療所医師はこれに応えて患者さんを紹介するという関係が成立しなければなりません。従って、私が予想したことは、逆紹介患者数が増えるとその結果、少し遅れて（お返しに）紹介患者が増えてくるのではないかということでしたが、逆紹介患者数と紹介患者数の関係はそのとおりの結果でした。正直なところ、あまりに予想どおりで驚きました。

　次に上段右のグラフですが、新規患者数と逆紹介患者数の関係を示しています。紹介患者数の動きと異なり、新規患者数の増加は逆紹介患者数の増加に先んじているように見えます。

　さらに下段左のグラフでは再来患者数と逆紹介患者数の時間的推移を見ることができます。この２つの関係は、上段左の外来患者総数と逆紹介患者数の関係によく似ており、散布図のばらつきも大きく、強い関係を認めません。

　下段中央が最後の比較になります。救急車搬入患者数と逆紹介患者数は救急車搬入患者数の増加に遅れて逆紹介患者数が増加しており、この２つの散布図と平滑化曲線は極めてよく似た形で推移しています。

　以上の結果をまとめると、逆紹介患者数の推移は外来患者総数や再来患者数の推移とは関係が薄いと考えられました。もちろん全く関係

がないはずはありませんが、強い一定の関係を認めるものではありませんでした。

　重要なのは逆紹介患者数の増加は紹介患者数にわずかながら先行しており、しかも強い関連を示唆するよく似た曲線を示し、逆紹介は紹介患者数を増加させるという仮説どおりの結果を示したことです。

　逆になかなか理解できなかったのは、まず救急車搬入患者数が増加し、それにわずかに遅れて新規患者数が増加し、さらに遅れて逆紹介患者数が増加したことです。逆紹介患者数の増加に救急車搬入患者数増加と新規患者数増加が先行したことは、たまたまそのような動きになったのでしょうか？　私の頭の中では、逆紹介を増やすことによって紹介患者数が増えてくる、ということのみが予想されていたので、救急車搬入患者数や新規患者数の増加が逆紹介患者数の増加に先行しているように見えることの意味が理解できませんでした。

　しかし、よく考えてみれば、この疑問の解決はそれほど難しいものではありませんでした。逆紹介をする時に自分がどのようにしていたかということを思い起こせば、すぐに気付くことでした。同様に外来で逆紹介が困難だと訴える声を思い起こせば、答えにたどり着くことは難しくありませんでした。

　私は以下のように理解しました。前述のとおり、当院の方針として基本的に救急車搬入患者は断らない、紹介患者を必ず紹介元に返す、逆紹介を推進し、紹介患者を大切にするということを重視していました。このような方針の中で、救急や新規患者さんが増加し、入院すると、これらの患者さんは逆紹介の対象となり、治療が終わって退院する時には診療所を紹介されることになります。病院から逆紹介を受けた診療所医師は、病院にとって重要なクライアントになります。この診療所医師は、これからその病院に患者さんを紹介する可能性が高くなる

からです。こうして医療機能分担を中心とした、診療連携サイクルが作られるのです。

　医療機能分担という文化の浸透度によりますが、私は以前からいったん長いお付き合いになった患者さんの逆紹介は難しいと感じていました。自分は病院で診てもらえるとかたくなに信じている患者さんに対して、医療機能分担を説き診療所への移行を促すことは難しく、時には大きな時間の浪費になることに気付いていました。しかし、事は医療文化の問題であり少しずつ変化が起こっています。現在では患者さんの理解も進み、時間とともにこの問題は解消し始めているように思います。未だに逆紹介なんてとんでもないという患者さんもいますが、近くの診療所を勧めると当然のごとく移っていく患者さん、さらには自分から診療所へ移ることを希望する患者さんも出てきました。ですから、無理をしなくても、いったん長いお付き合いになった患者さんとの関係は、時間が解決していくと考えられます。

　そして、私が強調したいのは、逆紹介の場は外来が主ではなく、むしろ入院（病棟）が主であるということです。つまり逆紹介は患者さんが入院した時から始まり、退院する時に行われる、ということです。

　入院率が高く初診が多い救急患者さんが、逆紹介される患者さんの代表です。救急は新規の患者さんが多く、また新規の患者さんは、入院後、新規であるが故に縁が深いわけでもなく逆紹介しやすいのです。また、入院中には十分な時間があり、医療機能分担などの話を含めてゆっくり逆紹介の話ができるのです。私たちは保証のためあるいは患者さんの安心のために、少なくとも1年に1回のフォローアップを基本にしています。これは、患者さんが病院を離れる際に「もう来なくていいよ」と言われると、心配のためか悲しそうな顔をすることに気付いたからです。また、病院との縁が切れない方が、あるいはつながりが

ある方が安心できるのではないかと思うからです。

　この逆紹介の推進と各種患者数や各種の単価や収益の推移に関する研究は評価を受け、第62回 日本病院学会（平成24年7月）の優秀演題として2度目の表彰を受けました。

D 本気で行う診療連携

　病院が本来の仕事である紹介患者さんの診療に力を入れ、救急の患者さんが路頭に迷わないように受け入れ、診療後は診療所へ返すか逆紹介する。そしてその結果、逆紹介を受けた診療所医師が再び病院へ新しい患者さんを紹介するという、医療機能分担に沿った形で診療連携サイクルは成立していきます。

　当院においては、救急患者数、新規患者数が増えることによって逆紹介患者数が増え、逆紹介患者数が増えると紹介患者数も増えました。逆紹介は紹介患者数を増加させますが、救急車搬入患者や新規患者などが増えなければ実際の逆紹介患者数も増えないのです。つまり、救急患者さんや新規患者さんをきちんと受け入れ診療するという病院本来の仕事をしなければ、逆紹介患者数の増加もあり得ないということです。そういう意味で、逆紹介は本来の病院業務を誠実に行うことによって増えていくことが分かりました。

　しつこいようですが、逆紹介の推進は、逆紹介患者数の増加をやみくもに唱えるだけでは困難で、本来病院が心がけなければいけない救急車搬入患者、新規患者を増やし、きちんと診断・治療を行い、急性期の治療を全うし、診療所に二次予防を目的として逆紹介するという病院が本来なすべき仕事を行うことによって、最終的に逆紹介先からの紹介患者が増えるという、理想的なサイクルが成立すると考えられます。つまり、この研究によって逆紹介による紹介患者増という病院と

診療所の好循環を形成する過程が理解されたのです。

　一方、逆紹介は診療所医師にこびる安易な手段であるとか、患者が可哀想だからそのようなことはしないと見下す傾向もあります。しかし、これまで述べたように逆紹介の本質は医療機能分担を果たす重要なものです。救急疾患で苦しむ患者さん、入院や専門的診療を必要としている患者さんに対して、病院がどれだけ真摯に取り組むかにかかっているものであり、病院の方向性や総合力を表すと言っても過言ではないのです。

　外来に来た患者さんを全て逆紹介してしまうような、極限まで診療連携を進めようとしている最先端の病院は別として、現状では医療機能分担を理解し新しい慢性期の患者さんを増やさないようにするだけで、外来での逆紹介を増やそうと焦らずとも安定慢性期の患者さんは自然に減少していきます。

　一定の外来精査や治療が行われて安定した新規の患者さんや紹介患者さんを診療所へ紹介し、外来で患者さんを抱え込まないようにするということは当然のことですが、なんと言っても逆紹介のポイントは退院時にあります。今後、病院の役割と受診のあり方が市民に啓発されるにつれてさらに逆紹介は容易になるでしょう。そうなると逆紹介の障害は患者さんではなく、病院側が医療機能分担を信じて逆紹介にどれだけ取り組めるかにかかっていると言えるでしょう。

　当院では常に紹介率より逆紹介率が高い値を示しています。私は本気で診療連携に取り組むということの証明の一つは紹介率より逆紹介率が高いことだと考えています。

E 逆紹介のピットフォール

　外来患者数が多すぎて減らない有名病院があります。その理由は笑

えない話であると聞きます。

　都会の有名病院の外来には、芸能人や政治家、お金持ちなどの有名人の患者さんが多く受診します。有名人の主治医であることは医師にとっては名誉であり、有名人が受診していることは病院にとっても有名病院の証と言えます。しかしこれではこの病院は外来患者を逆紹介できず、本来の病院機能を発揮するのは難しいでしょう。診療報酬は、有名人であろうとお金持ちであろうと変わらないのですから、有名病院であっても合理的で効率的な病院経営には医療機能分担が必要です。しかし患者さんを惹きつける力が強く、働く医師にとっても患者さんを手放したくない心理が働く場合には、逆紹介を推進することがことのほか難しくなる場合があります。

　医師と患者さんの関係が良好で親密な場合にも、逆紹介の推進に強い足かせとなる場合があります。これはむしろ優秀な医師と患者の間に起きやすい現象です。従って親密な関係ができる前の早い時期に逆紹介することがポイントです。その際には定期的なフォローアップによって患者さんとの関係を残し患者さんに安心感を与えることが重要です。この点については診療所医師にもよく理解していただき、再発や重症化した場合にはすぐに紹介してもらえるように確認ができていれば、患者さんは病院と診療所医師の両方に守られているという安心感が持てるのではないでしょうか。

　逆紹介の場所は基本的には病棟なので、入院後に落ち着いた時点で退院後の診療について説明し、退院までに逆紹介先を決めてあげることが重要です。外来においては初診時に、紹介と逆紹介を中心とした診療連携について説明しましょう。逆紹介は医師より患者さんにとってよりデリケートな問題ですので時間をかけて説明することが求められます。最近では国民への啓発が進み、医療機能分担と診療連携を理

解している人が多くなったとはいえ、理解しない人、理解していない人については外来での説得はタイミングを選ばないと難しい場合が多いと言えるでしょう。

F 逆紹介のもう一つの落とし穴
　もう一つの落とし穴は逆紹介が仇となるケースです。それは、主治医にとって手に余る例から離れたいという理由で診療所などに逆紹介するケースです。手に余る患者さんの場合その理由が医学的な問題であれ、患者さんの性格の問題であれ、患者さんが抵抗して逆紹介が進まないことが多く、運良く逆紹介できても紹介された診療所で大荒れとなるのは必須です。
　逆紹介は本来、大切な患者さんを信頼し尊敬できる診療所に紹介し今後の診療を依頼する行為であり、診療所もこれに応えて診療を行うことで成り立ちます。逆紹介が成功し、お互いに信頼関係ができればさらに診療連携が推進されます。
　しかし前述のように手に余る患者さんを逆紹介するのは、逆紹介するというより放り投げているようなもので、その後の診療所との診療連携もうまくいかず、その損失は計り知れません。このような愚だけは犯さないように厳に戒める必要があります。

(4) 患者さんの評判は大切ですか？
　この質問は、病院を対象にした質問です。そして病院はもちろん「大切です」と答えるべきでしょう。
　診療所の医師から「お宅の『〇〇先生が冷たい』とうちの患者が言っているよ」と指摘されることがあります。もちろんよくないところは直した方がいい、というアドバイスです。診療所医師にとっても、患者さ

の意向を無視して病院に紹介できるわけではありませんから、病院の医師以上に患者さんの評判には敏感なのです。

　ここではそういった視点ではなく、単純に、病院に患者さんを集めるためには「患者さんからの病院医師の評判」と「紹介元の診療所医師からの病院医師の評判」のどちらを優先すべきか？を考えたいと思います。多くの医師はどちらも大切ですと言うでしょう。

　しかしもう一歩突っ込んで「では経営者としてはどちらですか？」と問われれば、良好な診療連携の必要性を考え、診療所医師の評判をより優先すると答えるでしょう。

　では、病院の勤務医の視点で考えてみましょう。診療所医師の病院医師に対する評価は一般的に厳しいということが言えます。診療所医師には医学知識があるため、自分たちの技術や知識のごまかしはきかず、また時間外救急患者の紹介などでお互いに辛い状況での接触が多く衝突が起きやすいからです。ですから病院の医師にとっては、「患者さんからの評判も大切ですが、診療所の医師の評判はもっと大切です」と言うことになるでしょう。

　さらに別の側面から考えることもできます。

　勤務医のみならず、どのような職業の人も、素人から褒められるより、プロや同業者に褒められることが誇らしいのではないでしょうか。

　私は患者さんに「貴方は素晴らしい医師ですね」と言われることをとても誇りに思います。しかし、医療について素人の患者さんに褒められるより、同僚や先輩、後輩、そして同じ領域の専門家に褒められる方が数段誇らしいのです。残念ながら私にはそのような機会は滅多にありませんが……。

　ですから勤務医に、何がより誇らしいことかを知ってもらうことも重要です。勤務医にとっては先輩、同僚、後輩、診療所医師などに愛

されることが最も誇らしいことを。しかも、そのためには患者さんに愛されなければ、そのことが達成されないことも理解してもらわなければなりません。

　診療連携を尊重するならば、「患者さんの評判は大切ですか？」と問われた時に、勤務医は「はい、患者さんからの評判は大切です。しかし、診療所の医師たちからの評判はさらに大切です」と答えるべきです。

（5）重症患者を搬入する救急車は大切ですか？

　同じような質問ですが、やはり「はい、重症患者を搬入する救急車は大切です」という答えになるでしょう。救急患者の診療は病院の使命ですし、逆紹介との関連性もあります。

　しかし、先に図示したように（入院と外来の単価・収益、医業収益と各種患者数）、外来収益、入院収益、医業収益に最も好影響を与えたのは紹介患者であること、当院では救急車搬入患者数が早期に頭打ちになったこと、来院後1ヵ月の入院率が紹介患者の方が高かったこと、さらに実際には救急患者のかなりの部分が診療所医師の紹介患者であることなどを鑑みると、当院においては紹介患者の方が救急車搬入患者以上に経済的な重要性があるということになります。

　救急車は医師に過酷な診療を要求する可能性がありますが、やりがいや収益的なよさもあります。同じように紹介もまたやりがいも収益的にも十分価値が高いものです。どちらかを選べと言われたら、経営者としては答えに窮します。これは病院の経済的な効率と地域医療における医療機能の役割を比較しており、しかしどちらも重要なものであって比較するようなものではないと考えられるからです。

　紹介患者さんの存在は、病院にとって良好な経営の基本であり、診療所と異なる病院たるゆえんの部分です。そして救急医療は、紹介を

支え、また地域医療を支える重要な病院の義務とも言うべき部分です。従って、地域医療全体を見通して、地域の医療を担う病院としていずれの役割をより強く担うべきかを普段からよく検討し、方向性を明らかにすべきであると考えます。

（6）診療所からの紹介患者さんは大切ですか？

　診療連携を勧めているので紹介患者さんが大切なことは当たり前です。しかしこの章では、最前線で患者さんを担当する医師あるいはそのほかの医療従事者の声に耳を貸してみましょう。
　「一日の仕事が終わる頃やお休みの前になると、診療所からの紹介が増えるんだよね」
　「先週末の患者さんは、診療所の〇〇先生が月曜日から診ていて、週末になってもなかなか治らないから、慌てて紹介してきたんだよね。どうせ診るなら最後まで診ればいいのにさ」
　皆さんもそんな経験をしたことがあると思います。私も研修医の時に外科の中堅クラスの先輩に注意されたことがあります。診療所から紹介の電話があった時の話です。決して断るつもりなどなかったのですが、病名や重症度、どの程度まで治療が行われているかなどをかなり詳細に尋ねたことがあります。最終的には「引き受けます」と申し出ました。でもその先輩医師はしっかりと私の心を見抜いていたのです。「沼田君、どちらにしろ引き受けるんでしょう？　それなら気持ちよく引き受けなさい。さっさと引き受けると言いなさい。相手にそれを伝えてからいろいろ尋ねなさい」。
　私は「はい」と答えることしかできませんでした。確かに私の心の中には、「面倒だ、できれば引き受けたくない」という気持ちがあり、しかし断れるものではないと思いながら、抵抗していたかも知れません

(当時その病院では今では考えられないくらい、忙しく厳しい仕事をしていました)。確かに「引き受けます」という一言を引き延ばしていたのです。「そうだな、どうせ引き受けるなら、気持ちよく、だよな……」と反省したのを覚えています。

　本書では、「どうせ引き受けるなら、気持ちよく」という程度の視点で、診療連携を勧めているのではありません。病院の経営、勤務医の診療上の満足、勤務医が効率的な診療を行うための診療連携の重要性とそのよさを説明した上で診療連携を勧めています。この中であまり理解されていない重要な要素を強調せねばなりません。同じ医師同志、信頼し合って意気に感じて仕事を引き受けて診療連携を行うこと自体が、得難い勤務医の喜びでもあります。信頼を得た上での紹介は病院勤務医の重要なやりがいなのです。

　医師なら分かるはずです。「患者さんと同業者の医師のどちらから信頼できる医師と言われたいか？」私は迷わず「医師の信頼や評価の方が嬉しく誇りに思います。もちろん患者さんからの信頼や評価が嬉しいのは当然のことですが……」と答えます。

（7）A病院のかかりつけの患者さん（囲い込み）

　「私はX診療所に移りたくありません。このA病院のかかりつけでいたいのです。診療所は夜になると診てくれませんし、救急の時に困ります」という理由で、A病院の外来に通い続ける患者さんがいます。

　病院のかかりつけでありたいという患者さんの願いは未だに根強くあります。病院は診療所と比較すれば、救急対応能力を持ち、一人一人の医師の診療範囲は狭くても、病院としての診療範囲は広くなります。医療機器も充実しています。同じ診療を受けるなら病院でと考える患者さんの気持ちは当然とも言えます。そして、このような患者さん

の気持ちを捉えて、これを囲い込みとして利用する病院があると聞きます。

　基本的には医療機能分担と救急医療は両立するものです。つまり、かかりつけであるという理由で優先的な診療（特に救急において）はすべきでなく、救急はあくまで緊急性と重症度などによって判断されるべきです。従って、救急医療において病院がかかりつけを優先することは許されません。

　もちろん、かかりつけとは違う意味で病院が優先する患者さんもいます。それは、外来で癌の化学療法を行っているとか、手術直後の患者さんなどの特殊なケースです。そのような場合には、重篤である確率が高く、複雑な事情を理解したかかりつけの病院でなければ対応に手間取る場合があるので、病院は優先することがあります。いずれにせよ、診療所と比較した場合の病院の特異的機能は入院と救急の2つに限られます。この機能が完全には護られていないために救急患者のたらい回しが発生しています。特に、救急に十分な余裕ができるように、外来機能を一般外来から紹介や専門外来、救急外来機能にシフトし、かかりつけ患者さんに対する診療時間が増えることによって、救急患者の診療が遅れるなどの病院機能に支障を来さないことが重要です。

　何が本当の救急かという問題を提起する医師がいることは理解できます。つまり、軽症の救急患者さんが多すぎるという議論です。軽症の救急患者さんを減らすことの方が、医療機能分担による救急医療機能の改善より優先するという議論も理解できます。しかしその議論は、市民の救急疾患に対する十分な理解という、そうやすやすとは達成できない市民啓発に関わることです。それより病院が救急外来機能を充実させることの方がはるかに優先課題と言えましょう。

　一方で、病院経営のために、かかりつけの患者さんづくりを勧める

経営コンサルタントが多く見受けられます。これは「囲い込み」という戦略です。例えば私も某航空会社のマイレージバンクの虜であり、某航空会社に完全に囲い込まれています。とはいえ私が某航空会社に望むのは、マイレージの特典より正確で安全な運行です。われわれもかかりつけとして、患者さんに何らかの特典を与え、囲い込みをしたらどのような結果になるでしょうか。一時的には安定した患者数を保てるでしょうが、囲い込みは診療所の医師に紹介をしづらい雰囲気を作り、当然のことながら囲い込みをしない病院へ積極的に患者さんを紹介することになります。その結果被る害は決して小さくないと考えます。また、病院にとっても囲い込みのような、病院本来の機能以外の手段で患者さんが集まれば、その病院の医療レベルや設備などの重要な部分の強化より、囲い込みの手段が重要視され、その病院の行く末にも関わることになります。病院の考え方はやはり医療を第一とし、周囲の施設と切磋琢磨してレベルを上げていくべきもので、囲い込みのような手段は医師の医療技術やその病院の診療連携そのものを朽ち果てさせる可能性があります。

　病院による患者さんの囲い込みは、囲い込みが医療機能分担を損なうこと、その結果本来は競争相手ではない診療所などと競合関係になること、さらには、囲い込みを行った病院が長い目で見た時に競争力を失う可能性があることが大きな問題です。これらは、一般企業における囲い込みの問題点と同じことではないでしょうか。

第3章

診療連携の実際

第3章　診療連携の実際

（1）診療連携のTIPS

　診療連携のTIPSといってもそれほど特別のことがあるわけではありません。診療連携においては患者さんを紹介してくれる医師が重要な役割を担っています。患者さんは病める人であり丁寧に扱うことは医師としての常識ですから、あえてここでは重要かどうかなどという議論はしません。ここで強調したいのは、診療連携においては何よりも医師がキーパーソンであるということです。これは患者さんを紹介してくれるのも、患者さんを紹介するのも相手は医師ですから当然のことです。病院の医師であろうと診療所の医師であろうと、どちらも重要であることには変わりありません。送り手としても受け手としても医師が重要なのです。もちろん社会的に見てどの職種も同じように重要であるはずだ、というような議論に水を差したいわけでもありません。キーパーソンが医師であることを忘れては診療連携のTIPSは掴めないことを強調したいと思います。

　私が診療所へ挨拶回りをして患者さんの紹介を依頼した時に、「病院の医師や診療連携室の職員は、挨拶にやってきては頭を下げて『患者さんを紹介してください』と言う。でも紹介すると決まって、ベッドが空いてないとかなんとか、いろいろ理由をつけて断るではないか。お宅は違うのですか？」と皮肉たっぷりに言われたことがあります。

　また、学会で診療連携の推進が病院経営に好影響を及ぼすという内容の発表をした時に、某大学医学部で看護師として診療連携に携わった経験があるという座長が、「診療連携は医者でなくてもできます」と発言しました。このような話し方では診療連携のような繊細な仕事は難しいな、と思いましたが、もちろん診療連携が医師でなければ行えないというこ

とでもありません。

　病院に勤務している医師が進んで診療連携に取り組む場合、あるいは診療連携に好意的である場合には、そうでない場合より明らかに診療連携はスムーズになります。どんなに愛想のよい職員が患者さんの紹介を引き受けても、医師が渋ったり受け入れなければその連携はストップしてしまいます。折角の紹介を拒否されると、紹介先である病院医師のイメージは大きくダウンし、紹介元の医師の精神的ダメージも大きく、信頼は一挙に失われます。特に紹介の勧誘をしておきながら、拒否した場合ほど診療連携の受けるダメージは大となります。挨拶回りで診療連携が終わるわけではなく、挨拶回りは始まりなのです。

　診療連携にはトップのリーダーシップが重要です。勤務医の診療したい疾患を集めるには診療連携が必要であること、診療連携は極めて効率のよい病院医療の基本であること、診療所の医師が病院勤務医を信頼して紹介してくれた患者さんの診療こそが勤務医の醍醐味であることを、勤務医に対してきちんと教えることがトップのリーダーシップを発揮することになります。皆に診療連携について同じ方向を向いてもらうことが重要なのです。またトップには診療連携システムをマネージメントすることが必要になります。システムはほぼ完成しているにもかかわらず、システムのマネージメント、特に医師に関するマネージメントが不十分で頓挫している診療連携システムは多いのではないでしょうか？　ここに診療連携を推進するリーダーシップが必要になるのです。診療連携がうまくいかないという診療連携室で、診療連携室の事務あるいは看護職員から出てくるのは、「私たちは頑張っているが、医師が受け入れてくれないから……」という言葉です。

　これはリーダーシップ不在によるマネージメントの不成功ということになります。

（2）挨拶回り

　まずは病院の存在を診療所などの医療施設に知ってもらえなければ、患者さんの紹介もないし診療連携は成立しません。そのためのお勧めは挨拶回りです。インターネットを使うなどさまざまな宣伝手段がありますが、やはり安全確実な認知手段は挨拶回りです。時間を要する手段ですが、一般的に、診療所や病院は、より大きな病院から表敬訪問されることを歓迎するものです。挨拶回りはよほど礼儀知らずなことをしなければ大半は好意的に受け取られます。

　もちろん病院を認知してもらうだけでは十分ではありません。なぜなら認知には負の認知もあり得るからです。「あの病院は大嫌い！」となっては元も子もありません。折角お願いして患者さんを紹介してもらっても、担当医師が受け入れなかった場合には、「挨拶に来て何でも受けますと言ったのに、いざとなれば『満床』などと言って断る。あいつは信用ならない」と言われて、挨拶回りなどしなければよかったと思うことになります。突き詰めて言えば紹介は必ず快く受け入れることが必須です。たとえ満床であっても、必ず外来診療をして必要な治療を施し、もし緊急入院が必要な場合にはしかるべき施設に転送することが紹介を受けた病院の仕事であり、責任を果たすことになるのです。

　このように何をなすべきかを外さなければ診療連携は成功に近づきます。なぜなら診療所の医師は１人であることが多く、病院との連携なしには仕事は成立せず、診療連携を求めているという点では病院と同じ、いやそれ以上だからです。

　次に診療所医師の希望にいかにして応えるかが重要です。まず、紹介元に患者さんを必ず返すということです。すなわち紹介患者さんを紹介元以外の施設に逆紹介したり、その後も自施設で紹介された患者さんの外来診療を続けることがあってはならないということです。患

者さんが紹介元に戻ることは極めて重要で、このルールを破った病院は紹介患者さんを返さない病院ということになり、以後診療所は患者さんを紹介したくなくなる可能性が高いのです。従ってルールの第一は、紹介患者さんは必ず紹介元に返すこと、しかも紹介元が満足できる結果を返事を添えてということです。

やむをえず紹介元に返せない事由が生じた場合には、まず紹介元に相談しましょう。たとえ紹介元の了解を得て、紹介元以外に返さざるを得なくなったとしても安心してはいけません。返すことができなかった場合には了解を得られたとしても、こと紹介元に返すということに関しては失敗なのですから。

挨拶回りに関しては、当然のことながら自院の特長や強みなど宣伝したいことや、緊急の際の連絡方法などを手短に紹介しなければなりません。自院の宣伝を中心にしがちですが、必ず「紹介の際に何かご迷惑をかけたことはありませんか？」と尋ねて自院との診療連携に問題がないかを探ることが必要です。そしてその結果を今後の診療連携にフィードバックさせることが必要です。ただ、一生懸命になりすぎて相手先の診療時間を邪魔することがないように、できるだけ短時間にすませましょう。

私の経験では、予想と異なり、初めての診療所でも挨拶回りを恐れる必要はありませんでした。診療所の医師にとっては病院の医師（院長）が挨拶に来ることはそれほど嫌なことではなく、患者さんの手前、むしろ誇らしいことかもしれません。

さらに、訪問した診療所の待合室で待つ時にも気配りが大切です。患者さん（診療所）の邪魔にならないように椅子に座るのは避けましょう。また、受付の女性（男性）の対応次第では医師に会えるまでに時間を要することもあります。私のように一人で挨拶回りをした経験では、

受付の信頼を得ると次回からの挨拶回りが容易になりますので、受付にも特に敬意を表することが重要です。

（3）診療連携の会

挨拶回りは診療所の医師と1対1で話ができるという点で最重要です。しかし、多忙であれば挨拶回りの範囲には限りがあります。医師同志が顔を合わせ、病院や診療所の情報を伝える挨拶回り以外の方法が必要になってきます。最近大病院などでよく行われているのは、病院全体の紹介を兼ねたいわゆる「診療連携の会」というものです（図26）。

医学的な講演会を兼ね、診療連携についても懇談の機会を作るなど形はいろいろありますが、知り合うことで受け入れがよくなり、知り合うことでお互いの考えが分かるようになります。よく「顔の見える診

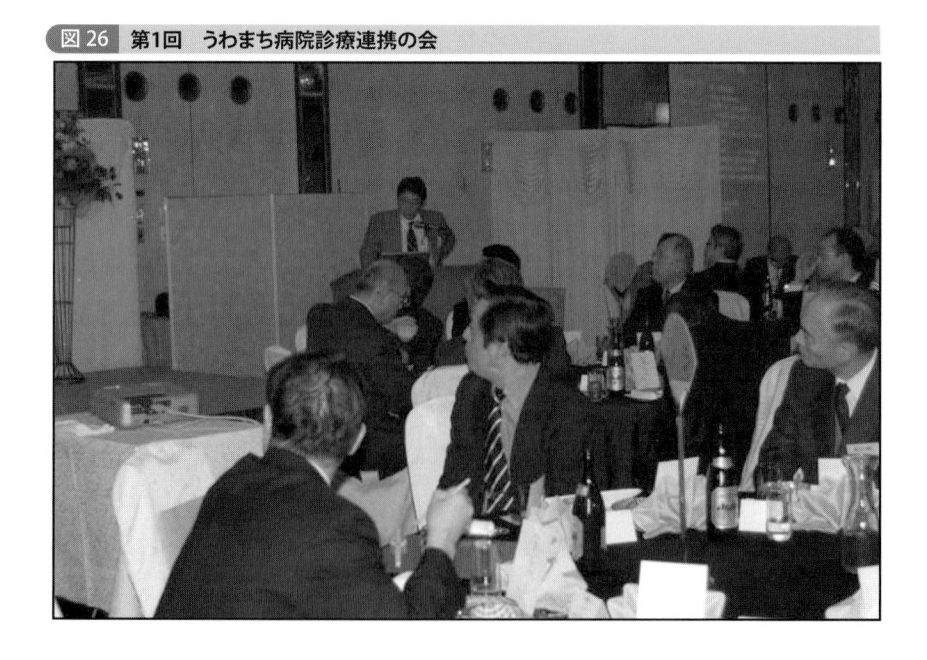

図26 第1回　うわまち病院診療連携の会

療連携」と言われますが、私にとっての「顔の見える診療連携」は、診療所医師が困った時に電話で病院勤務医に気軽に相談できるようになることを目標としています。病院側は積極的な診療内容の紹介と診療所医師と知り合うための努力が必要で、医師たちの診療連携への意欲と熱意が感じられない診療連携の会は、時にはマイナスの結果になり得ることもあるでしょう。

（4）病院と診療所を同じ土俵に－診療連携におけるequal footing－

　以前、臨床医として働いていた時に、「君たちは逆紹介、逆紹介と言うけれど、日本の診療所医師はアメリカのそれとは違う。病院と同じレベルの診療ができるのか？」とアメリカ帰りの医師に詰め寄られたことがあります。もちろん、病院勤務医と診療所の医師では一般的に守備範囲が違います。あくまで一般論ですが、診療所の医師の診療における守備範囲は広く浅く、病院勤務医の診療の守備範囲は狭く深いと考えられます。

　さらに、昨今の病院ではなるべく早く治療を終了し、自宅へ帰すことを目標にして、平均在院日数の短縮を図る傾向があります。このようなこともあって、主に病院の外来で行われていた治療を診療所でも継続して行ってもらう必要が生じてきます。そこで診療所医師に、特殊な治療法などの知識を共有してもらうために研究会や講演会、あるいは病院での勉強会、症例検討会の企画が重要です。病院勤務医が先頭に立って企画し、実行する必要があります。

　主に病院の外来で行われていた治療を診療所で行ってもらうようになった典型的な例として、心房細動症例に対するワルファリンによる抗凝固療法があり、このテーマでこれまでに多くの勉強会を行い、抗凝固療法が診療所に広まるとともに、病院からの逆紹介が増加しまし

た。現在では、新規抗凝固薬の出現でワルファリンの出番は減りましたが、新規抗凝固薬の研究会、講演会、勉強会があちこちで開かれ、また新しい抗凝固薬の使い方が広がって行くでしょう。講演終了後限られた時間でさまざまな質問が飛び交った後には、情報交換会を行い、演者を囲んでその日の講演内容について語り、さらには日常の診療、今後の診療連携のあり方などにも話が及びます。講演会に出席した医師同志が親しくなれば、ゴルフや釣りなどの趣味やグルメなどの話にも花が咲きます。講演会や研究会、勉強会は着実に「顔の見える診療連携」を広げていきます。

　可能であれば自分で講演できればさらに効果的で、そうでなくとも講演会の座長を務め、自院の医師にもできるだけ参加を求め、情報交換会では名刺を交換させ、親しくなってもらい、信頼してもらえるようになれば大成功でしょう。自院の医師を講演会に参加させることができれば診療連携は一歩前進したと言えます。

　前述しましたが、病院内で開催される症例検討会などの勉強会も重要です。これも同様に病院医師が積極的に参加し、診療所や中小病院の医師に配慮をもって対応し、良好な関係を構築することができるかが連携の鍵を握ります。

　勉強会や講演会では、病院側の医師の配慮が必要です。病院の医師は診療所医師に比べて新しい、あるいは専門知識を得やすい環境にあるため、表現の仕方によっては診療所医師に劣等感を感じさせてしまうことがあるからです。まして、学会での議論などと勘違いして、連携相手を完膚なきまでに論破するなどはもってのほかです。目的はあくまで知識や技術の共有です。

（5）救急の充実

　救急医療の充実と言われても、ぴんと来ないかも知れません。しかし、診療連携においては重要なことなのです。診療所や中小病院からの救急患者さんの紹介を喜んで受け入れることは、病院外の医師たちの信頼を勝ち得るために極めて重要です。

　満床である、専門医が不在であるなどということで救急患者さんの紹介を断る病院がありますが、結果的には信頼を失うもったいない行為になる可能性があります。責任を持つかかりつけの患者さんを救急で紹介する場合には、診療所医師にとっても不安と焦りが強い状況にありますので、逆説的に言えば信頼関係を構築できる大切な機会とも言えます。私は、満床であっても救急患者の依頼は受け入れ、初期対応だけでも行ってからしかるべき病院に送るようにすべきと考えています。このような時に得られた信頼は、通常の紹介で生まれる以上に厚く、長続きすると考えます。

　さらに私の病院ではドクターカーを運用して診療連携に貢献しています。医療テレビドラマではドクターヘリが大変有名で期待されていますが、通常の救急においてはその簡便性と使用頻度の高さでドクターカーの有用性は揺るぎないものです。当院のドクターカーは仮にもドクターを乗せて走る車ですので、基本的に医師からの要請で出動します。患者さんからの要請を受ける役目は救急車です。

　診療所の外来で上腹部痛を訴えて来た患者さんが心筋梗塞であった、などという経験はそれほど珍しいことではありません。今、会話をしていた患者さんが、目の前で突然倒れて失神するという姿に記憶がある医師は多いのではないでしょうか。そしてそれが急性心筋梗塞のせいであったと後で判明した経験を持つ医師も多いと思います。急性心筋梗塞の患者さんの急性期には悪性不整脈の発生頻度が高く、救急車

と救急隊員に任せるのは不安です。また、外来の最中に救急隊員から救急車への同乗を依頼された診療所医師も数多くいると思います。このような時には、救急車よりもドクターカーが有用です。ドクターカーは、病院医師が患者さんにコンタクトするまでの時間を救急車に比べはるかに短縮することが可能なのです。

　そのほかに、ドクターカーの使い方として医師の現場出動があります。これは主に救急隊からの依頼によって稼働することが多いシステムです。必ずしも直接的に診療連携に関係するわけではありませんが、救急医療に対する姿勢を示すことによって病院としての信頼を得るという点で診療連携に関係すると言えましょう。例えば、交通事故で患者さんが外傷を負い、しかも車内に閉じ込められてしまった場合、これまでは患者さんが病院に運ばれてくるのを待って救急処置が開始されましたが、ドクターカーで医師が事故現場に赴き、うまくいけば車内に閉じ込められたままの患者さんに点滴などの初期治療を開始できる可能性があります。このようなケースを医師が病院で待機し病院到着後に診療を開始した場合と比べてみれば、その効果が大きいことは明らかです。同様に一刻を争う心肺停止患者に対しても、病院への患者到着を待つより、救急車とドクターカーが病院と現場の中間地点でドッキングをすれば、患者さんと医師とのコンタクト開始はかなり早くなります。

　たとえ救急車に救急救命士が同乗していてもドクターカーの医師の対応能力とは雲泥の差があります。もちろんわれわれは救急救命士の役割を無視しているわけではありません。平成16年に始まった救急救命士の気管挿管トレーニングには当院も当初から参加しました。当時神奈川県内の参加は大学の附属病院以外では当院だけでした。元来、患者さんは研修医のトレーニングにも協力を渋るものですが、その時

第3章　診療連携の実際

図27　平成16年8月　救急救命士気管挿管研修開始

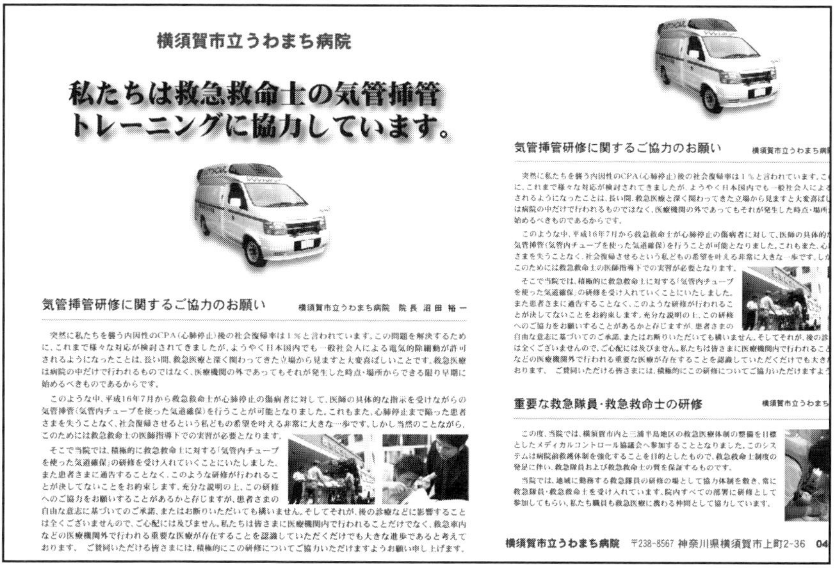

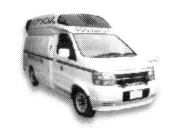

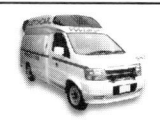

はさらに救急救命士の気管挿管トレーニングに参加したので、現場の医師も患者さんも困惑したことでしょう。しかし救急救命士の気管挿管トレーニングに参加することによって、救急患者が来院してから開始されていた救急医療を、病院到着前に開始する救急医療に改善しようという意志を示したのです。われわれは患者さんの理解を求めるために、院内にポスターを貼って、病院の意志として理解を訴えました（**図27**）。その結果、救急救命士の気管挿管トレーニングを順調に進めることができました。

いずれにせよ、ドクターカー運用で救急への姿勢を示すことは、診療連携を成功へ導くものと信じています。

101

(6) 外来診療は優雅に

　当院の外来は静かです。以前の当院の外来はマイクを使って患者さんを招き入れたり、看護師やクラークが患者さんを診察室に招き入れるスタイルでした。しかし、われわれは診療連携を通して、患者さんを大切にすることが紹介医からの信頼醸成に重要であることを知りました。そこでマイクを使ったり、看護師やクラークを使って患者さんを招き入れるスタイルはふさわしくないと考え、外来担当医が直接患者さんの名前を呼び、招き入れる方式をとっています（**図28**）。理想は米国のクリニックの診療開始のように、患者さんを直接呼び対面して"Nice to meet you."と握手しながら招き入れることです。

　担当医が患者さんの名前を呼び、挨拶をし、診察室に導きます。良い点は患者さんの顔と名前を早く覚えること、そして当たり前のことですが患者さんに安心を与えることです。

図28　おはようございます

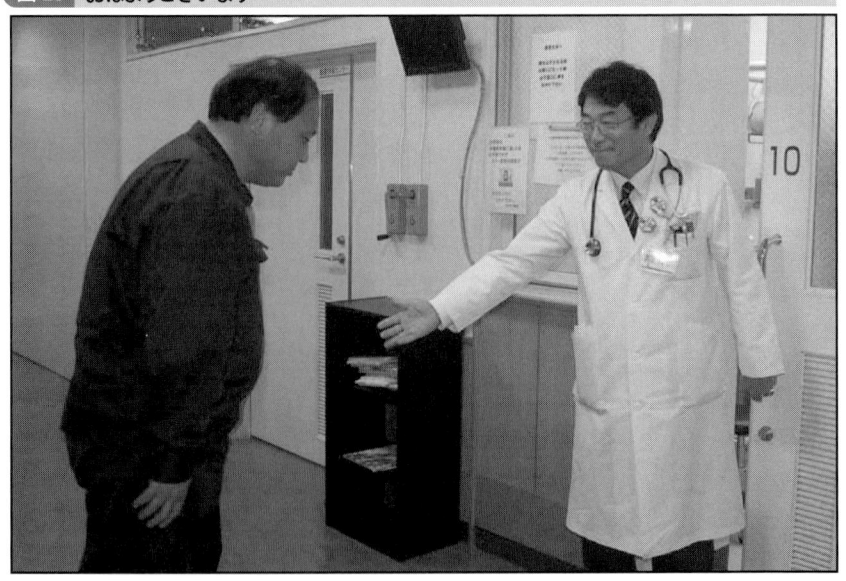

さらに、重要なことがあります。われわれは病院らしい病院であり、診療連携を大切にしています。従って、慢性安定期の患者さんは診療所や患者さんにとって便のよい小病院などにお願いしています。つまり、紹介、初診の患者さんが中心なので、診療している患者数は少ないのです。もちろん初診や救急の患者さんが相対的に多いので一人一人の診療時間は長く診療自体は決して短時間で済むわけではありませんが、少なくとも患者さんを診察室に呼び入れる回数は極めて少ないのです。呼び込みの時間を無駄にしないようにとマイクでがなり立てる医師の姿を見せれば、診療連携など意に介さず、診療所と外来患者獲得競争をする病院というイメージを作ってしまうでしょう。以前には「医者がいちいち患者を呼び込むやり方は時間の無駄である」という患者さんの否定的な投書もありましたが、最近は好評でそのような声も聞かなくなりました。

　「どうやったら、そのようなことを医師にさせることができるのですか？」と問われることもありました。診察室への呼び込み方を、再来が少なく紹介患者さんを中心とした病院らしい形に変更しようと考えた時に、私は院内に次のように呼びかけました。「われわれが診療する場所は、患者さんが大きな声でしゃべっていたり、待ち時間が長いぞと大声で怒鳴ったりする戦場のような場所ではなく、静かで穏やかな場所にしましょう。建物は古いが、技術的にも人間的にも高度な本物の専門家が医療を行う、紹介にふさわしい雰囲気にしたい」と。アメリカに留学した経験のある医師たちも「アメリカだったら、診療は"Nice to meet you."で握手から始まる」と後押ししてくれました。そして速やかに外来からマイクを取り払いました。

　紹介患者さんへ敬意を払わない医師に、紹介元の医師への敬意が伝わるはずがありません。私の病院の医師やスタッフは、診療連携を成

功させるための、敷居の低さと間口の広さ、医療の質の高さ、誰からも愛されること、というポイントをよく理解してくれたのだと理解しています。

　紹介を中心として診療を行うからこそ、医師が直接患者さんを招き入れる余裕ができるのだと考えています。

(7) 紹介患者さんを優遇？

　紹介されて来院した患者さんは、同じ日に来た初診患者さんより、医療機関を受診したタイミングはより早いはずです。また、既に医師が診断し、何らかの専門家の対応が必要であると考えられている点で、病気がより重篤であったり、専門的な医療が必要である可能性が高いと思われます。従って、受付の順番だけで診察の順番を判断することはできません。われわれの施設では、総合受付は一緒ですが、紹介患者は通常の初診患者とは違うルートで紹介先の科へ案内されます（**図29**）。

　単純なことですが、患者さんの受付が済めばすぐに紹介先の科まで担当者が先導します。これだけでも慣れない病院に紹介された患者さんにとっては随分と心強いはずです。

　医師会の仲間のK医師から「先生の病院の循環器科に患者さんを紹介したら、案内係が循環器科の外来まで丁寧に案内してくれたって言って、患者さんがとても喜んでいたよ。『K先生は偉いんだね。向こうの先生も一目置いているんだね。だから案内係まで付いちゃったよ』と褒められちゃったよ、ありがとう」と言われました。「（ご紹介いただき）ありがとう」は、こちらの台詞なのに、紹介元からお礼を言われてしまいました。

　私は残念ながらおもてなしのプロフェッショナルではないので、このような配慮にはもっと優れたものがあるでしょう。各自工夫して思

第3章　診療連携の実際

図29　紹介患者さんを紹介科へご案内

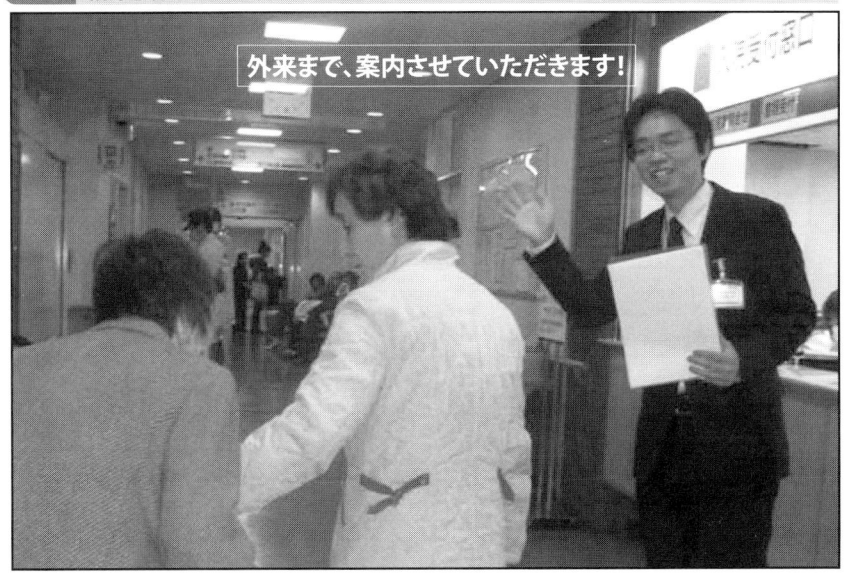

外来まで、案内させていただきます！

いに報いる配慮をされてはいかがでしょうか。紹介患者さんにはそのようなプライオリティーがあると考えています。

(8) 救急患者さんの診療は病院の義務である

これまで繰り返し述べてきたことですが、救急医療は病院の義務であることを述べたいと思います。

医師にとって、通常の初診の患者さんに比べて救急の患者さんは同じく初顔合わせであっても、対応が難しく感じられることが多いと思われます。救急においては医療の面のみならず、対人関係も難しいためです。基本的に救急の患者さんは、急な病気の発症や予期せぬ外傷、またアルコールや薬による中毒などの問題もあり、救急外来に来た時には、患者さん自体が混乱していることが多いものです。そのため医

105

療従事者に敵意を抱いたり、攻撃的であったり、診療に非協力的であることも珍しいことではありません。例えば救急外来にはお酒を飲んでやってくる人がいますが、普通の外来にはお酒を飲んでやってくる人がほとんどいないことからもその違いが分かります。医療従事者にとっても、診療に時間がかかったり、重症が多かったり、診療において協力を得難いなどのストレスが大きい診療です。

しかし、救急医療はこのような悪条件の中でも遂行されなければならないのが宿命です。誰かがやらなければ、患者さんは耐えがたい苦痛から逃れられなくなったり、助かるはずの命が失われたりするからです。しかも、救急医療を診療所で一手に引き受けることは、その救急疾患の多様性から困難であり、病院が引き受けるべき分野です。

診療連携においても、紹介は常に通常の診療時間にのみ発生するわけではありません。病院の中で聞こえてくる勤務医の不満に「診療所の紹介は夕方になると決まってやってくる。せっかく今日は診療を終えて早く帰ろうと思っていたのに……」とか「月曜日に発熱したのに、診療所でずっと診ていて治らないから土曜日になって紹介されてきた。もっと早く紹介してくれるといいのに……」というようなものがあります。確かに勤務医に対しては何とも哀れみを感じます。しかし、診療所は一人の医師が勤務しており、夜も昼も、週末も診療を継続できるわけではないのです。診療所の医師の毎日の外来はかなりハードな仕事で、相当疲れるものです。ここはやはり、病院が、勤務医の数を利用して、夜間や週末へのシフトなどを利用してでも対応すべきでしょう。いわゆる時間外への対応は複数の医師が在籍する病院で対応するシステムにすべきだと思います。このような理解とともに、救急あるいは時間外の患者へ対応するシステムを備えなければ、紹介を受け入れるための万全の診療連携体制とは言えません。そして、この救急の

紹介、あるいは時間外の紹介の受け入れこそが、診療所の医師から病院勤務医が信頼を得る貴重なチャンスでもあります。

　病院のライバルは病院です。診療所ではありません。時間外の紹介の受け入れ時に診療所医師に敵意を示すべきではなく、この時こそ快く引き受けて、より愛される病院になる好機であることを知るべきです。

(9) 病院の宣伝

　病院のプロパガンダは難しいというのが正直な感想です。これは医療関係広告の規制が厳しいという意味ではありません。

　以前、医師会の理事会での立ち話です。診療所を開業しているある理事から指摘されたことがあります。「先生のところは診療連携を真剣にやっているんじゃないの？　この前○○FM放送(市内の小規模の民間FM放送局)でうわまち病院の宣伝をしていたよ。それって、先生の言う診療連携には似合わないよね。おかしいんじゃない？」。

　思わず「しまった」と思いました。繰り返しますが、病院における診療連携は、二次医療を中心とすることにあります。つまり、当院より小規模の診療所や小病院の医師から患者さんが当院に紹介されます。基本的にはその紹介をするのは一次施設の医師です。従って当院を宣伝すべき対象は、診療所や病院(健診施設なども)であって、一般市民ではない、と言いたいことはすぐに分かりました。さらに、「その宣伝はわれわれには敵対的だよね」とも言いたかったのだと思います。

　実は、この○○FM放送局は、当院の開設時に市の担当者から紹介され「病院開設に関するインタビュー」を受けたことがあります。私は以前から、一般市民への病院の宣伝は診療連携における御法度と習っていたので、そのような宣伝には乗りたくなかったのですが、市民に新しい市立病院の情報を伝えなければならない市の立場は違います。従っ

て市からの依頼として引き受けざるを得ませんでした。それだけで済めばよかったのですが、後日そのFM放送局から有料コマーシャルの依頼が来て、当院の事務部長から「せっかく地元密着のローカルFM放送局からの依頼です。引き受けてはいかがでしょうか？」と提案されたので、「いや、一般市民への宣伝は診療連携には向かないので、断ろうよ。でも、立ち上げの苦しい時に協力してくれたからなあ、申し出を受け入れるか……」と、いったん否定しながらも、宣伝を引き受けたことを思い出しました。それが10年経って初めて指摘されたのです。その時まで私の所属する市の医師会はむしろ鷹揚だったのではないでしょうか。やはり一次医療に大病院が積極的な宣伝をすることには医師会は脅威を感じるでしょう。我慢して黙っていた医師会員もいたことでしょう。脅威を感じさせることによって、診療連携が阻害されることは避ける必要があると思います。

　私はこれまでできるだけ、一般市民への積極的な宣伝は避けてきました。つまり安易な一般市民への宣伝は、医師会や診療所からは医療機能分担や診療連携を無視した行為であるように見え、病院の信頼を揺るがす可能性があるからです。つまり、病院の二次医療を中心とした機能に関しての宣伝は基本的には診療所などの医療施設を中心に行うことになります。もちろん救急などの機能に関しては、一般、救急隊などへの紹介も重要になります。しかし、事は簡単ではなく、いわゆる市民のための病院情報の開示という点で悩まされてきたのも事実です。医療機能分担が市民にも十分理解されれば、この悩みも解決されるのかも知れません。

　ところが、最近は診療所の医師たちも紹介に当たって「どちらの病院に紹介しましょうか？」と患者さんにオープンクエスチョンをするようになり、患者さんへの病院の宣伝が必要な状況になりつつあります。

時代がかわって、当院の職員が危惧していた市民へ積極的な宣伝をしないことの不利益が出始めてきているかもしれません。私は現在、この問題については本当に頭を悩ませており、今後は一般にも分かりやすい情報公開をしつつ、診療所の医師などの医療の専門家にはより高度な情報を提供するという、異なる複数の情報の伝達を始める必要があるのではないかと考えています。

第4章

医業指標から見た実際の病院経営

第4章　医業指標から見た実際の病院経営

（1）病院の来し方を振り返って思うこと

　これまで診療連携の重要性、診療連携に関連する諸問題、診療連携の実際について書いてきました。しかし、診療連携に本気で取り組まなければ病院経営がなかなかうまくいかないことはご理解いただいたとしても、病院経営における診療連携の占める重要性がどれほどのものかという理解が共有されているかどうかは分かりません。

　また、開設間もなく患者さんがまばらな病院の経営者が診療連携を全面に押し出しても、診療連携で病院の経営が安定する前に、不渡りを出して倒産するかもしれません。診療連携は病院経営の全てではないことは百も承知です。しかし、これまでの章で、診療連携は必要だから取り組むのであって、医療の本質とは全く異なるなどと考えて他人任せにしたり、格好だけまねてうまくいくほど甘くないことはご理解いただけたのではないでしょうか。しかも診療連携は人と人との関係を重視しますので、繊細です。人間の感性は鋭く、その鋭さのあまり猜疑心や怒り、敵愾心などを生むものです。診療連携に中途半端に手を染めることは、無防備で赤の他人に近づくことにほかなりません。診療連携に取り組むにはやはりそのつもりで、つまり本気で取り組むことが必要条件だと思います。

　本章では、私が病院経営において経験してきたこと、そして一般（急性期）病院の今後の方向性について現在考えていることを紹介したいと思います。ご存じのとおり、医療の形態や医療費は国の方針（のみではありませんが）でさまざまに変化するので、ここで考えたことが全て当てはまるものではないかもしれません。しかし、どうせ不確定なら考えない方がよいというわけでもないでしょう。現在分かっていること

をもとに推論し、将来のビジョンを考え、職員に示すことはリーダーの重要な責務であり、その上で予想しなかった変化にも敏感かつ迅速に対応することがリーダーにとって重要であると考えます。

　これまでに診療連携を中心とした病院経営を行うに当たって、同僚、先輩、コンサルタントなどから多くの指標について聞く機会がありました。簡単な指標のみならず複雑な指標もありました。もちろん自己資本比率などのいわゆる経営における指標も重要ですが、ここではもう少し病院に特化した指標について議論したいと思います。前にも述べましたように、指標は簡単で手に入りやすい医業指標でなければ、実際には使えません。従って、簡便で手に入りやすい医業指標であることを条件に、これらを見ながら、取捨選択していきました。この本は病院経営そのものを扱っているわけではありません。従って、この章のタイトルは「医業指標から見た実際の病院経営」ですが、病院経営全般のような広範囲のテーマを扱うものではありません。この章では診療連携を中心とした病院経営を行う上で重要と考えている医業指標を中心にこれまでの約12年あまりの病院経営を振り返って、その折々で悩み、考え、決断してきたことを思い出しながら、もう一度全体を通して考察してみたいと思います。

(2) 医業収益、入院収益、外来収益、入院単価、外来単価の動きから
　当院の開設（平成14年7月）以来約10年間の医業指標を振り返ってみます。
　図30をご覧ください。Y軸は上段左より、月別の医業収益、入院収益、外来収益、下段左より平均在院日数、入院単価、外来単価を示しています。X軸はいずれも開設から経過（月数）を示します。平均在院日数を除き、いずれも右肩上がりに成長してきました。近年入院単価は1日

図30 月別の医業収益、入院収益、外来収益、平均在院日数、入院単価、外来単価

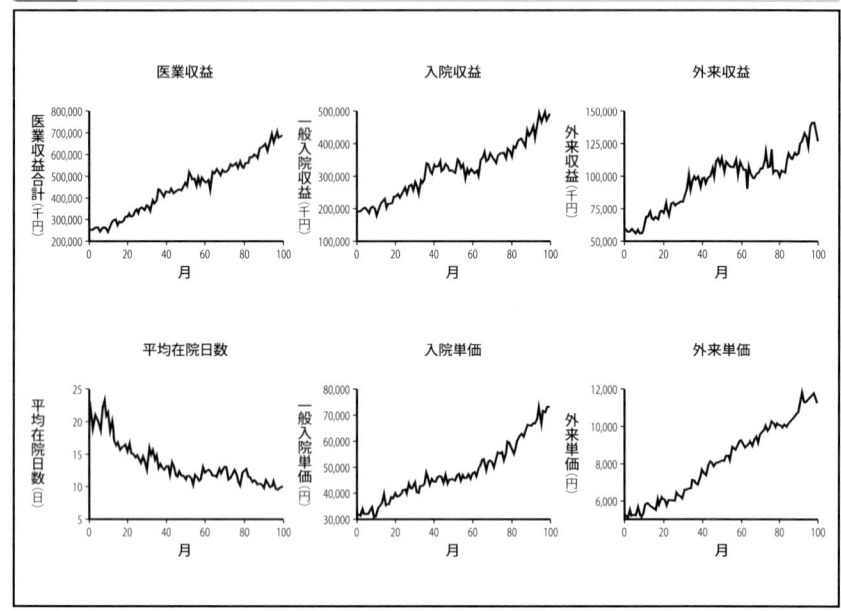

７万円を超え、最近では８万円を超えることもあります。特に入院患者数の増加は収容可能病床数の限界で早期に頭打ちになりましたので、平均在院日数の短縮が入院単価を増加させ、入院単価の増加が入院収益の増加につながることが如実に示されています。

（3）入院患者数、外来患者総数、再来患者数、新規患者数の動きから

　図31をご覧ください。Y軸は上段左より、月別の入院患者数、外来患者総数、下段左より月別の再来患者数、新規患者数を示します。

　入院患者数は病床数に限界があるため早期に頭打ちになってあまり変化しません。むしろ、平均在院日数の短縮に伴い、病床利用率が低下する可能性さえあります。上段右の外来患者総数は、最初の３〜４

第4章　医業指標から見た実際の病院経営

図31　月別の入院患者数、外来患者総数、再来患者数、新規患者数

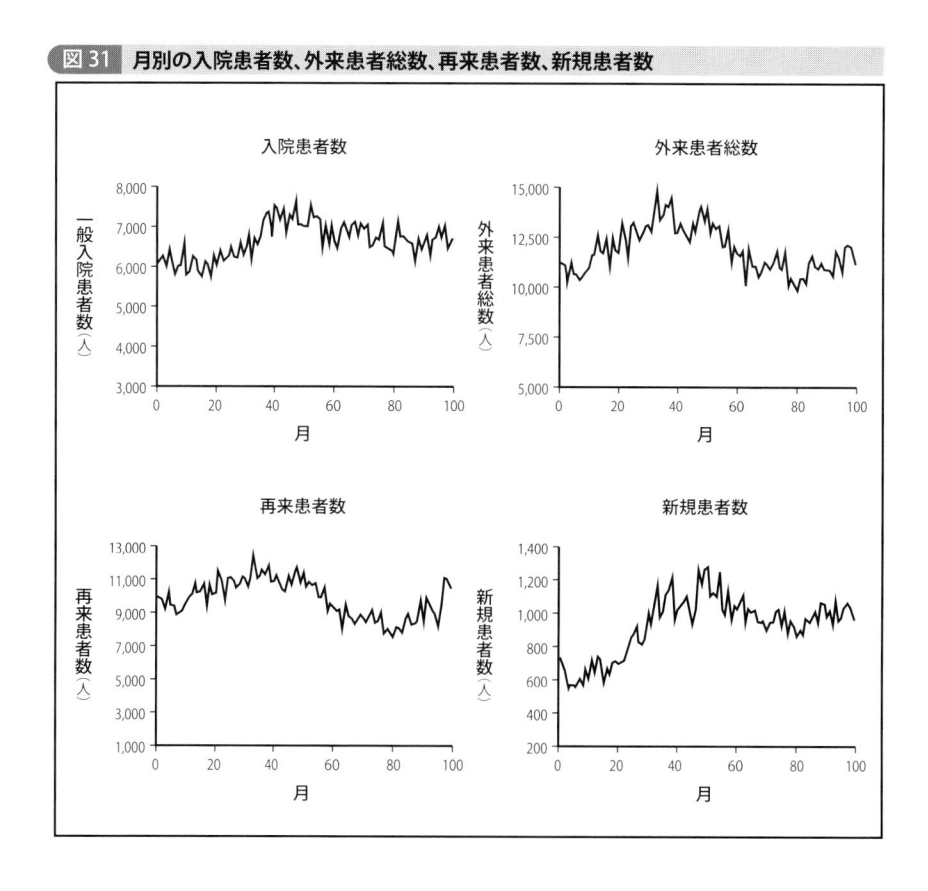

年間は増加しましたが、その後はむしろ減少傾向にあります。これは意図的に増加を抑制しているからです。大きな理由の一つとしては、当院の駐車可能台数が80台以下で極めて少ないため、現在の外来患者総数でさえ病院前の細長い道路に渋滞を作っているような状況だからです。また、もう一つの理由としては、当然のことながら当院は病院らしい病院として紹介と救急を中心としており、安定した慢性期の患者さんの診療は診療所などに逆紹介するからです。その結果下段左の

再来患者数は最初の4〜5年間は軽微な増加傾向を示しましたが、その後は急速に減少しています。下段右の新規患者数においては基本的に右肩上がりでしたが、最近増加が頭打ちです。ここで言う新規患者数はIDナンバーが新規発行された患者さんであり、初診患者数とは異なり、複数回カウントされることはありません。従って、永遠に増え続けることはありません。新規患者数の伸びは、新規開設施設ならではのものです。この伸びが5年足らずで消失し、一定化したわけですので、この地域での病院の現在の魅力や機能では地域内の新規患者数の開拓が一段落したということになるのではないでしょうか。地域内での患者集客力に一定の限界が見えたと考えれば、今後の患者数の動向など、病院の方向性について考える一つのタイミングであろうと考えられます。

（4）紹介患者数、逆紹介患者数、救急車搬入患者数、初診患者数の動きから

　次に図32をご覧ください。Y軸は上段左より、月別の紹介患者数、逆紹介患者数、下段左より月別の救急車搬入患者数、初診患者数を示します。いずれの指標も右肩上がりです。特に上段左の紹介患者数と上段右の逆紹介患者数の極めて類似した右肩上がりの曲線が特長で、強い正の相関を示唆し、前述しましたようにその時相のずれから逆紹介による紹介患者増が推測されます。いずれにせよ、上段左の紹介患者数と上段右の逆紹介患者数の動きを見ると、まだまだ、増加の余地があると考えられます。

　ところが、上段左の紹介患者数や上段右の逆紹介患者数の動きと異なり下段左の救急車搬入患者数は開設3年足らずで年間6,000人を越えた時点でほぼ頭打ちになり、以後もほとんど増加していません。実は

第4章　医業指標から見た実際の病院経営

図32 月別の紹介患者数、逆紹介患者数、救急車搬入患者数、初診患者数

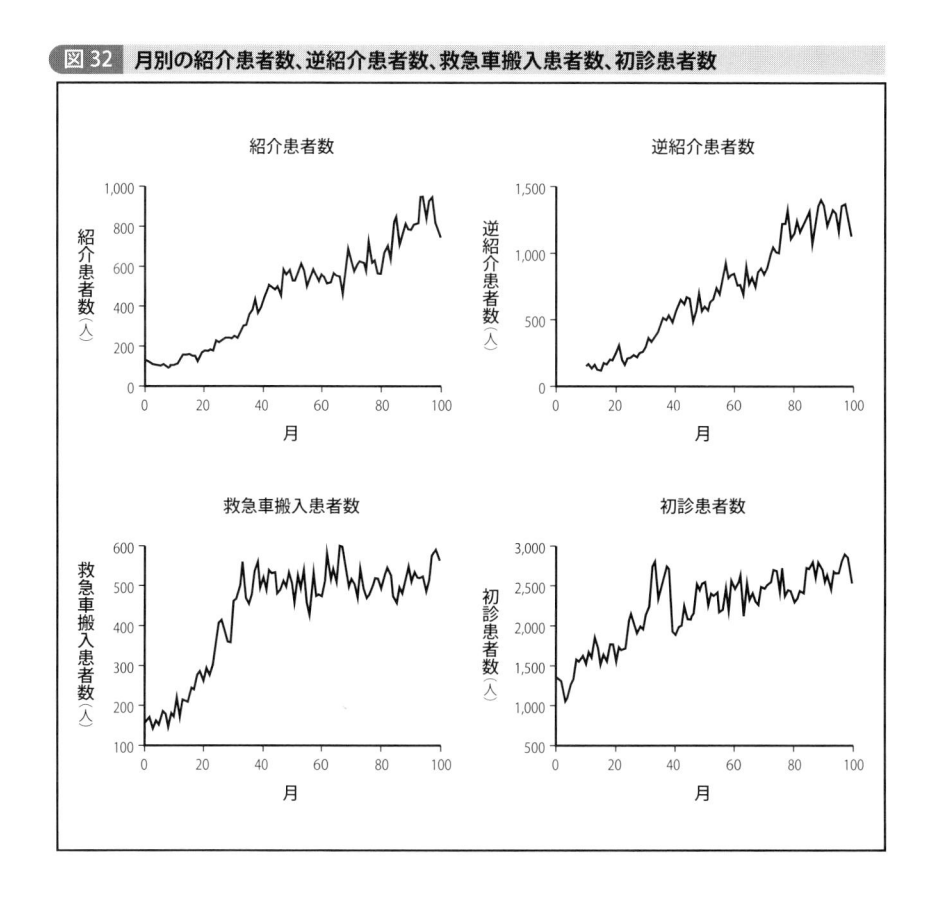

当院の近隣の病院も年間救急車台数は同じように頭打ちの傾向で、ここ数年の救急車搬入患者数の大きな増加はないようです。こうしてみると、少なくとも当院では救急車搬入患者数より紹介患者数の方が多く、マーケットとして見ても紹介患者数の方が救急車搬入患者数より大きいのではないかと考えています。実際現在の月ごとの紹介患者数は1,000人にわずかに足りず、救急車搬入患者数は時に600人をわずかに越える程度で、紹介患者数の方が救急車搬入患者数より常に多いので

117

す。必ずしも患者数を増やすことが病院の第一の目標ではありませんが、このような簡単な指標を振り返って見るだけで、病院の発展のために、あるいは患者さんの需要に適合するために、救急車獲得に乗り出すのか、紹介患者数の増加を企図するか、少なくともいずれの方策を選ぶべきか一目瞭然ではないでしょうか。

（5）月別の紹介率、逆紹介率、新規患者率、初診患者率の動きから

　図33をご覧ください。Y軸は上段左より、月別の紹介率、逆紹介率、下段左より新規患者率、初診患者率を示します。いずれの指標も右肩上がりで、収益や単価と強い相関を示唆します。特に逆紹介患者率の右肩上がりが特長で、本来患者さんの院外への流出を示すため、これが収益や単価と強い正の相関を示唆することは、前述したように紹介患者数の動きに関連していると考えられます。

　もう少し詳しく見てみましょう。上段左の紹介率、上段右の逆紹介率ともに右肩上がりですが、逆紹介率は当初なかなか上昇せずに、逆紹介率の上昇には時間を要しました。逆紹介率上昇に時間を要した理由が3つあり、一つは職員の逆紹介への抵抗、2つめは職員の逆紹介についての理解と逆紹介技術の向上に時間がかかったこと、もう一つは前の章で述べた逆紹介するための患者さんが増えるまでに時間がかかったことです。さらにもう一つの当院の特徴は、後半では逆紹介率が紹介率をほぼ常に上回っていることです。これは極めて重要なことで、私は逆紹介率が紹介率を上回らねば診療連携を中心に行っているとは言えないと考えています。もちろんこれによって病院の収益が減少しているということはありません。

　次に新規患者率と初診患者率の違いについて説明します。新規患者さんはID上での新しい患者さんで、新規患者率とは当院に初めてかかっ

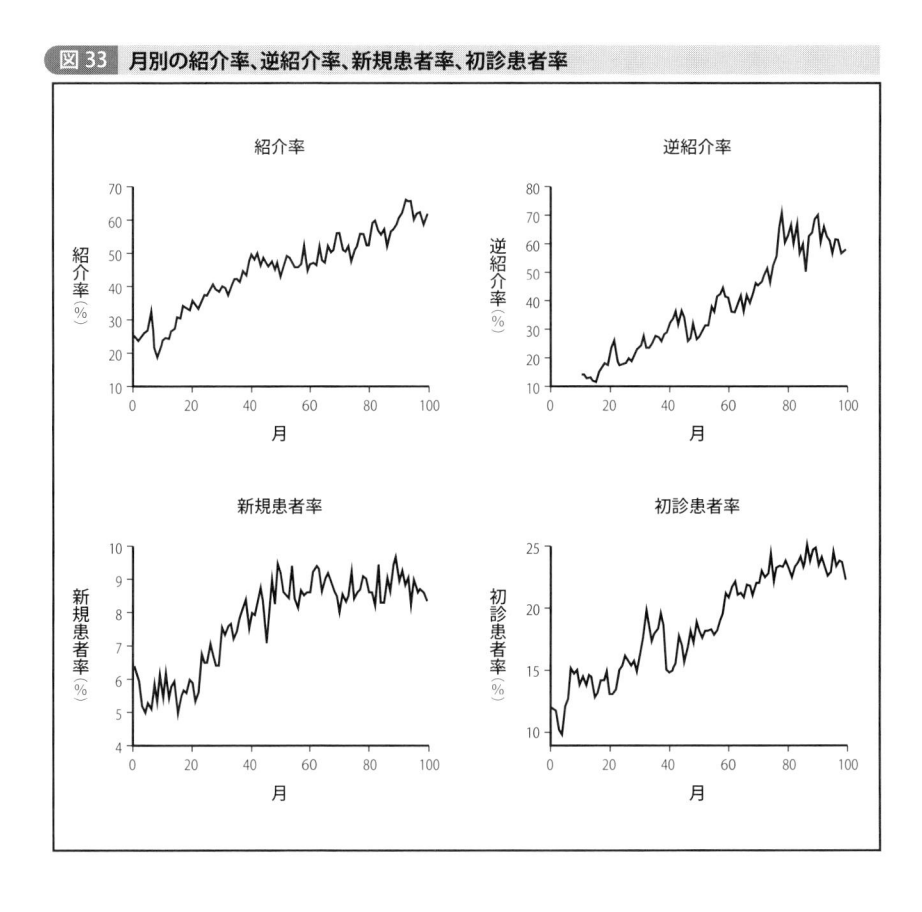

図33　月別の紹介率、逆紹介率、新規患者率、初診患者率

た患者さんの率です。しかし、この方は二度目以降の当院受診では新規患者さんと言われることはありません。続いて初診患者率ですが初診患者さんというのは、病名が重要で、ある病気で初めて受診すると初診患者さんになります。同じ病気で短期のうちに当院を再度受診すると再診患者さんになりますが、違う病気で当院を受診すると再び初診患者さんになります。つまり新規患者さんは当院では一度しかカウントされることはありませんが、初診患者さんとしては複数回カウント

され得るのです。以上より、病院がある一定期間存続し、未受診の患者さんが徐々に減ってくると、その地域での新規患者さんの増加は頭打ちになります。このような傾向から、新規患者率で病院の患者数がどのような動きをするかということをある程度予想することができます。また初診患者数も同様です。ただ、初診患者数は同一人物でも複数回カウントされるので新規患者数よりも多くなりますが、ある意味で、病院を受診する患者数の先行きを新規患者数より正確に反映する場合もあり、これも新規患者数と並んで重要な指標です。ところで、新規患者数、初診患者数と「数」の話をしましたが、図33は「率」で示しています。率を出すには分母が必要であり、外来患者総数などが分母になります（さまざまな定義があります）。つまり、単一の因子としての指標ではないので、他の患者数に影響を受けます。ですから、自院の傾向を見るならば新規患者数、初診患者数などの絶対数の方が新患率、初診患者率などの率よりよいのです。ではなぜ新患率と初診患者率などと率で表現するのか？ 答えは簡単です。他の病院と比較ができるからです。絶対的な数字のみに従って病院経営上の判断をすることはとても難しく、ある程度全体像が見える他の病院と比較できれば経営上の判断が容易になるのです。しかし、病院経営者は自院の中での各種患者絶対数の動きと、病院群の中での自院の立ち位置を知るための率の動きをきちんと区別して見るべきで混同してはなりません。さらに他病院との比較も分子の名前の率だけで結論せず、そのもとにある数字（分子も分母も絶対値）をよく見て比較判断することを勧めます。私の経営するような外来患者総数の少ない病院の初診患者率22％と外来患者総数の多い病院の初診患者率22％では今後の患者数の増加を考えた場合、大いに意味が異なるからです。

　私にいろいろ教えてくれた病院経営の先達は数字の意味をよく理解

し考え、その上で率の判断をしていたように思います。

　話を元に戻しましょう。**図33**の下段左の新規患者率と下段右の初診患者率ですが、新患率は当院開設4年過ぎにはほぼプラトーに達しています。しかし、初診患者率はこの10年間ほぼ右肩上がりに上昇し続けました。しかし、ここ2年間は伸びが鈍っているようにも見えます。つまり実際の患者数の増加に限界が来ているように考えられます。しかし上段左の紹介率は圧倒的に右上がりで、まだ右肩上がりが続きそうな勢いです。逆紹介率も同様です。すなわち、逆紹介、紹介の分野ではまだ患者さんが増加する余地があるのではないかと考えられます。

　医業指標にはさまざまなものがあり、簡単に手に入るものから、複雑な指標までさまざまです。しかし、現実には複雑すぎる指標を扱う術を持っている経営者は少なく、コンサルタントや経営学の専門家に教えを乞う必要があるでしょう。もし、この章を読まれて、また、これまでの章で出てきた指標も含めて、「この程度の指標でこれだけ分かるのなら病院経営に役立つ」と感じられたら、このほかにも多くの簡単に手に入る指標がありますので、ぜひとも現場や職員を見ながら、さまざまな指標（数字）を真剣に見つめてください。興味深い考察ができるのではないでしょうか。ぜひ自院の特徴を自分で見つけてほしいものです。

第5章

経済的側面から見た病院経営の発展形態と診療連携の位置付け

第5章　経済的側面から見た病院経営の発展形態と診療連携の位置付け

（1）病院の運営に当たって

　私は病院の運営に当たって、大きく2つの要素についてリーダーシップを取り、マネージメントしています。一つは医療の安全と質という言葉で代表される分野で、医学部で習ったことが大いに役立ちます。もう一つは患者数や収益、経費、損益などといったいわゆる経済的な病院経営の分野です。こちらは医学部在籍中には病院管理学や基礎の経済学でほんの少ししかかじったことがありません。むしろ、医学部では習わなかったようなことと言った方がよろしいでしょうか。

　本章ではこの経済的な病院経営を中心とした現代の病院（特に一般病院）の発展形態を考えながら、発展途上で考える病院経営戦略あるいは方針について考えてみたいと思います。本書の方針は私の経験をできるだけ目に見えやすい医業指標などを用いて示しながら、読者には深いご理解とご賢察をお願いする、というものですので、この章もこの方針に従いながら、進めていきます。

（2）開設したばかりの一般病院の方針「phase -1 何が何でも患者数増」

　一般病院の開設したてを「phase-1」としましょう。とは言うものの私は全くの新規の病院を経営したことはありませんし、勤めたこともありません。私が現在の病院の運営に着手したのは、国立病院の統廃合に伴って、国立病院が自治体に移譲され、その運営を依頼されたことが始まりです。移譲時には外来患者さんも入院患者さんも減りはしますが、現に存在しています。患者さんは変わらず存在するのですが、病院の名前も病院の経営母体も変わり、職員も大幅に入れ変わったと

いう状況でした。新規開業の病院であれば医療従事者の数が患者さんの数よりずっと多い状況で始まりますので、あの手この手で患者さんを集めることが重要になり、病院の魅力をアピールするような斬新な戦略を考えるという夢のある仕事になるでしょう。しかし、移譲による病院の新規開業では、まずは事故を起こさずこれまでの医療を継続することが最重要であり、国立病院からの職員も6割（新病院では半数以下）残っていたので、国立病院時代とできるだけ何も変えないことを原則としました。なぜならばこれまで順調に経営されてきた病院ですから、移譲による病院継承は成功して当たり前、失敗は許されないという厳しいものだからです。しかし、幸いにも移譲は成功しました。そこで新病院の経営が安定した時点で新しい戦略を練ることにしました。新しいアイデアや斬新な手法を取り入れずにリーダーシップを取ることは極めて困難でしたが、安定した病院経営ができるようになれば、新しい手法も取り入れることができるので、私にとってはそれからが本当の意味で新病院のスタートとなりました。

　さて、この節では本当に開設されたばかりの新病院をモデルにします。今時このような病院は数少ないと思いますが、病院の経時的な動きを見るためには、スタートしたばかりの病院をモデルとして考えなければなりません。

　開設されたばかりの新病院は、当初は病院の目標とする入院患者数も外来患者数も確保できるはずがありません。しかし、病院経営には必ず事業案があり、外来患者数と外来単価から外来収益が、入院患者数と入院単価から入院収益が計算され、これに職員の給与費や機械、建物の原価償却費、材料費、薬剤費などの費用が差し引かれて、損益が黒字になるには……等という議論がなされています。もちろん経営が存続できるように開設何年後に黒字化などという事業案もできてい

るはずです。この目標に向けて、経営陣は努力するわけです。

　開業当初は、よい医師や優しい看護師が大勢いても、とにかく患者さんが来なければ、医業は成り立ちません。えり好みせず、収入源となる外来患者さんや入院患者さんを集めに走ることになります。新しい建物と設備はあっても、新設病院のスタッフのラインナップが周囲の病院のそれを凌駕することは難しいでしょう。そうなると受け入れの良さで入院・外来患者さんを増やすことが重要になります。

　図34をご覧ください。当院の開設当初からの約10年間の月別の各種患者数です。上段左より紹介患者数、逆紹介患者数、下段左より救急車搬入患者数、初診患者数を示します。**図35**をご覧ください。上段左より入院患者数、外来患者総数、下段左より再来患者数、新規患者数の推移を表しています。

　いずれのグラフでも新病院のスタート時点（当院のデータですのでゼロからの始まりではない）を丸印で示しました。この時点では病院長はどのようなタイプの患者さんでもウェルカムでしょう、と言うよりのどから手が出るほど患者さんがほしいでしょう。この時期がphase-1です。新しい病院を作り、医療機器を購入し、多くの職員を雇ったのですから、倒産するわけにはいかない重要な時期です。一定の時期までにある程度は収益が増加しなければ、つまり患者さんが増えなければ、借金を返せなくなるかもしれません。やはり、必死に患者さんを集めざるを得ません。

　さて、当院では開設当初のphase-1に対してどのような対応をし、その結果がどのようであったかを振り返ってみましょう。

　私は病院は病院らしく振る舞うべきである、つまり病院は病院でしかできない仕事を第一とする、ということを方針にしました。診療所では困難な症例を紹介を通して引き受け、診療所では荷が重い救急も

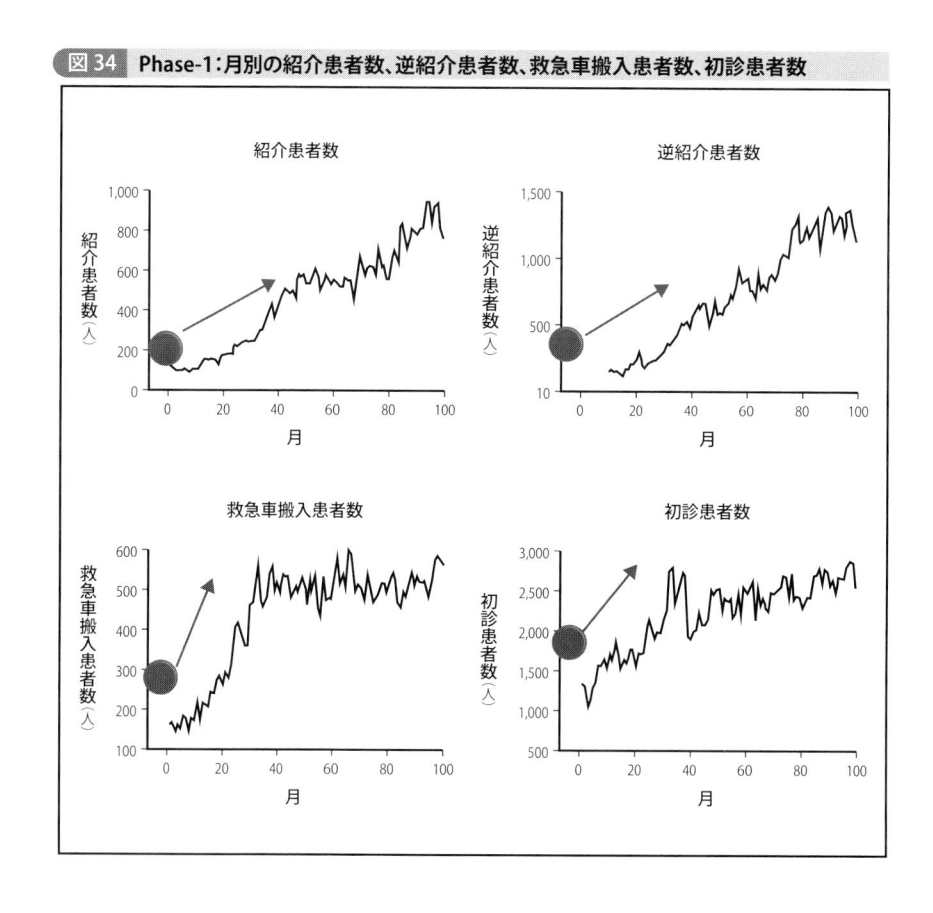

図34 Phase-1：月別の紹介患者数、逆紹介患者数、救急車搬入患者数、初診患者数

病院の義務としてきちんと引き受けようと考えたのです。初診の診療は基本的には診療所を受診していただき、病院での診療が必要であると考えられる症例は診療所から紹介してもらう、また病状が落ち着いた患者さんは診療所に返すという診療連携による効率的な病院経営をしようと考えていました。ただし、明らかに病院にしかない専門診療科を選んだ患者さんの受診までは拒否できないし、患者さんが病院でしか完遂できない疾患と判断して来院した場合までお断りはできない

図35 Phase-1：月別の入院患者数、外来患者総数、再来患者数、新規患者数

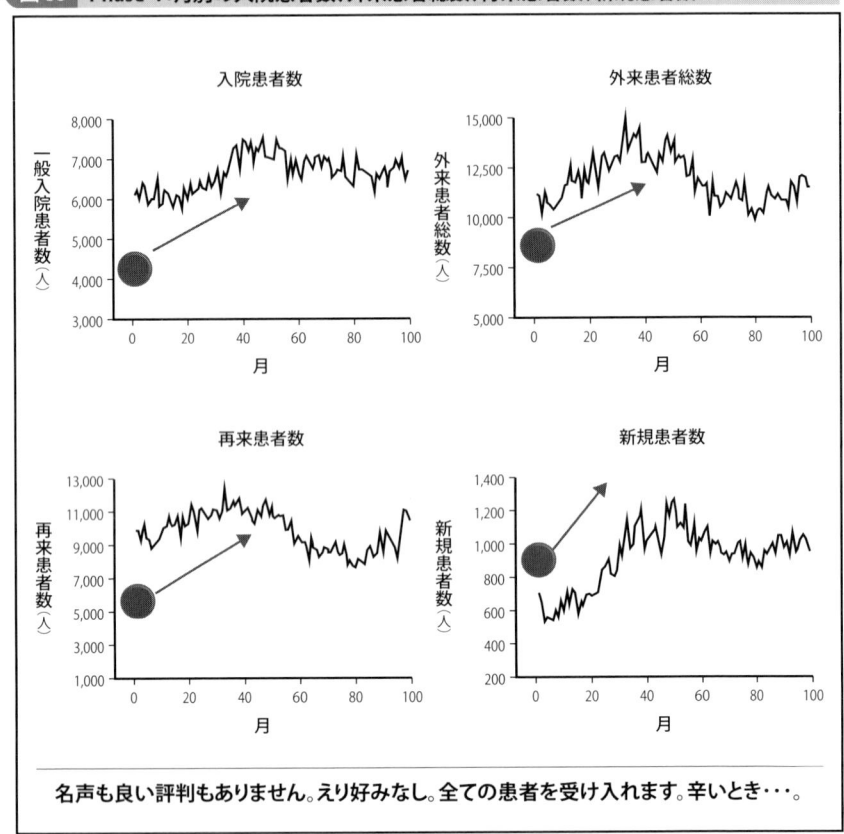

入院患者数 / 外来患者総数 / 再来患者数 / 新規患者数

名声も良い評判もありません。えり好みなし。全ての患者を受け入れます。辛いとき・・・。

と考えていました。患者さんの受診パターンまで医師がコントロールするのは難しいと考えたからです。しかも、患者数はまだ少なく、一次で来院する患者さんも断らず、低い敷居で積極的に受け入れるという方針でした。

ですから、開設したばかりの当院の方針は、「診療連携と救急を診療の中心とすると言っても、自ら受診してきた患者さん、紹介されてきた患者さん、救急の患者さん全てを受け入れましょう。ただし、紹介

されてきた患者さんは例外なく丁寧な返事を添えて必ず返しましょう。しかし、どうしてもお返しできない場合には電話して許可を得るようにしてください」と言う方針を徹底しました。つまり、受け入れの良さと、紹介患者を必ず返すことを方針としました。もちろん逆紹介も勧めましたが、残念ながら勤務する医師たちがどこまで逆紹介をできるかに信頼が置けず、強くは言えませんでした。従って、図33に示すように開設当初の10ヵ月あまりは逆紹介率のデータもありませんし、逆紹介率が紹介率を凌駕するのは少し後になります。とはいえ、全く新規の病院はこのphase-1について当院のような方針でいくのは厳しいかも知れません。将来のためにもできるだけ紹介と救急を中心にすべきですが、贅沢を言っている余裕はなく、何が何でも患者さんを集めなければ、という時期です。従って、あまりよい武器がない時は受け入れの良さで少しでも患者さんを集めることに徹する必要があるでしょう。

　当院の病院経営については以上のように進めましたが、病院医療の安全と質に関しては、臨床、研究、教育の3つの面から考えるべきで、開設当初から欠くことなく真摯に取り組まなければならないと考えました。

　病理解剖の推進、専門医取得の推進、専門医教育施設認定取得推進、学会発表・論文作成の推進、臨床研修指導医の取得推進など病院勤務医師にとっては時間を奪われるものではありますが、欠かせない必須の投資です。病院自体の認定も重要です。病院医療の質と安全について、現在わが国では日本医療機能評価機構による病院機能評価という分かり易い基準があります。病院機能評価で「認定病院」を取得できれば、医療の質と安全の向上に取り組んでいるという評価が得られたことになります。JCIなどの国際的な基準もありますが、まずは病院機能評価

の認定を受けることが必須であると言えるでしょう。

　教育・研修制度の充実や施設の認定といったことは、直接医業収益の増加につながるわけではないため投資に躊躇しがちですが、優秀な医師や看護師を集めるには重要な要素となりますので、大切な投資と考えるべきものです。

（3）開設から順調な発展「phase-1 何が何でも患者数増の終焉」

　開設当初は高い意識と強い意欲で患者さんをえり好みせず積極的に引き受けてきた病院スタッフも、病院が順調に発展を遂げ、患者数の増加と仕事量が増え続けるとその負担に耐えきれなくなってくる時期があります。またスタッフに余力があっても、病床の満床が続いて患者さんをお断りしなければならなくなるかも知れません。

　この時点で十分な黒字が出ていて経営に余裕があればよいのですが、日本の保険医療においては、豊かな黒字を出すということはそう簡単ではありません。それどころか、ようやく患者数が増えて経営が落ち着いたと思ったら、医療機器の新規購入や修繕、施設の改修などに投資が必要になったり、はたまた、人件費の増加がじわじわと経営を圧迫したり、経営者は何らかの対策を講じなければならないことが多々出てくると思われます。

　「何が何でも患者増」を目指し、どのような患者さんも広く受け入れるというスタンスで、紹介患者も救急患者もまた自分でやってくる患者も受け入れるという状況では、スタッフが疲弊するほど患者が増えた、あるいは病床が常に満床になったからと言って、効率的な病院経営ができているとは言えません。

　診療所や規模の小さい病院であれば患者さんを広く受け入れて、よい評判を作って忙しいほどに患者さんが集まれば経営はうまくいくで

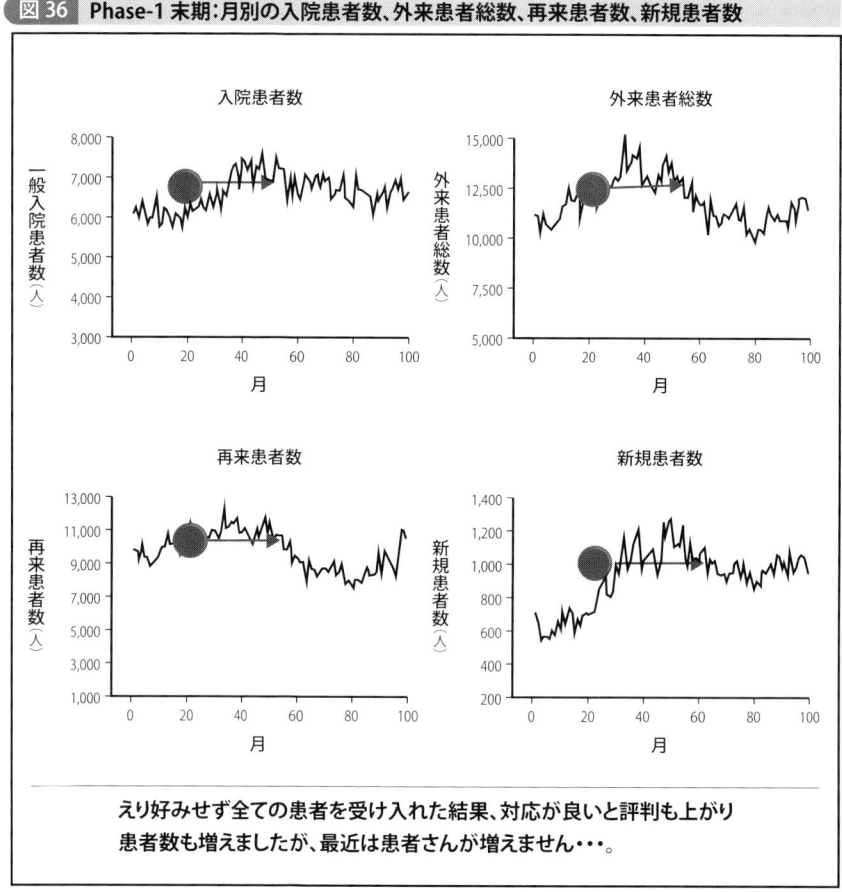

第5章　経済的側面から見た病院経営の発展形態と診療連携の位置付け

図36 Phase-1 末期：月別の入院患者数、外来患者総数、再来患者数、新規患者数

えり好みせず全ての患者を受け入れた結果、対応が良いと評判も上がり患者数も増えましたが、最近は患者さんが増えません・・・。

しょう。しかし規模が大きくなるに従って、このような方法では、忙しい仕事の割には経営がうまくいかないことが多いのです。このことは第1章、第2章で説明したことからも明らかです。

　さて、前置きが長くなってしまいましたが、図36をご覧ください。Y軸は上段左より、月別の入院患者数、外来患者総数、下段左より月別の再来患者数、新規患者数を示します。開院20〜30ヵ月で入院患者数、

131

図37　Phase-1 末期：月別の紹介患者数、逆紹介患者数、救急車搬入患者数、初診患者数

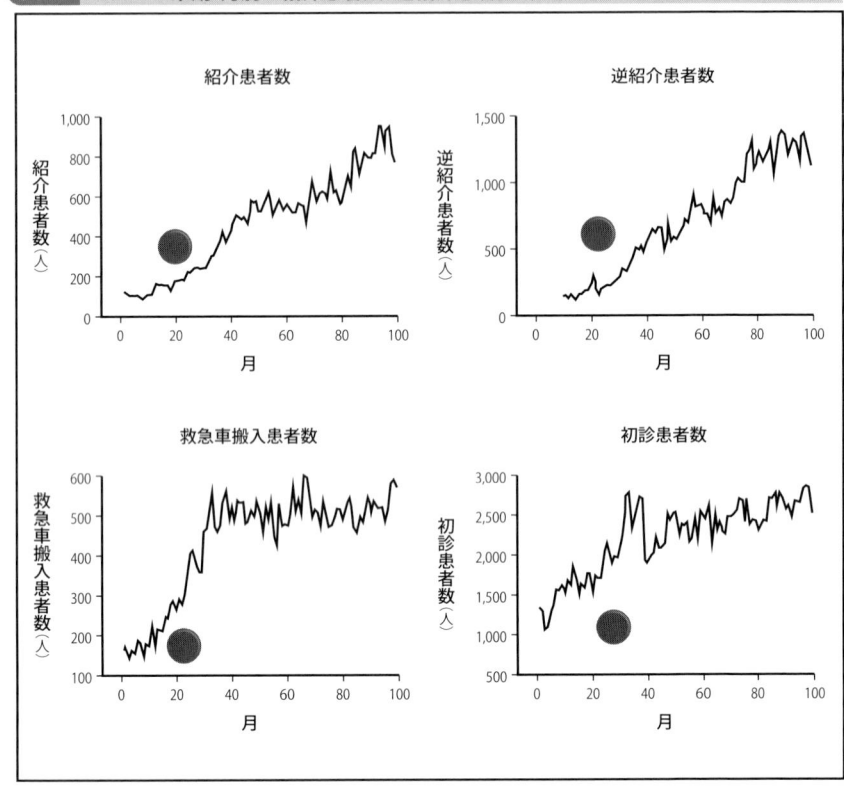

外来患者数、再来患者数、さらには新規の患者数もほぼピークあるいはプラトーに達しました。2〜3年あまりで早くもphase-1の限界に達したようです。

　次に**図37**をご覧ください。X軸は経過月数、Y軸は上段左より紹介患者数、逆紹介患者数、下段左より救急車搬入患者数、初診患者数を示します。ここに**図36**で仮定したphase-1の限界に入ったタイミングを丸印で示しました。この時点では、紹介患者数(率)も救急車搬入患者数

もまだわずかでした。もちろん逆紹介患者数(率)などは数のうちに入らないほどで、初診患者数もこれから伸びていくというところでした。しかし、この時点では、**図37**にあげた、紹介患者数(率)、救急車搬入患者数、逆紹介患者数(率)、初診患者数がこれから増えていくということは全く見えなかったのです。

　患者さんをえり好みせず幅広く受け入れることで発展してきた病院も一息つくところです。悪くはないのですが頑張ってきた割には思ったほど病院経営は芳しい成績ではなく、たとえ良い経営状態でもそれは医療スタッフの献身的な仕事の結果であり、その献身も限界に近い状況である可能性が考えられます。そこで次の戦略を考えなければなりません。そのためには、まず現状を分析する必要があります。

　たいていの場合、損益計算書を見て人件費が伸びてきているとか、薬品代や医療材料費などの経費がどんどん増えてきているといった答えが出るかと思います。これはもちろん重要な医業指標ですが、単純に費用の削減や人件費の削減を進めると、これまで圧倒的な献身で無理をこなしてきた職員の意欲が低下し、病院の業績が急に落ちることもあり得ます。無駄な出費の削減は重要です。積極的に行うべきです。しかし、このような時はもう一つ収益増加も視野に入れて、各種患者数、入院・外来単価、平均在院日数、入院収益、外来収益などの医業収益の動きを経時的に振り返って見てはいかがでしょうか。その結果、さまざまな問題点が見えてきます。賢明な先生方なら簡単に問題点に気付き、短時間でその原因に到達するでしょう。できれば同規模の経営状態が良い病院と比較してみるとよいかと思います。

　比較の結果は、外来単価が低い、入院単価が低い、紹介患者数(率)が少ない、救急患者数が少ない、平均在院日数が長いなどでしょう。時には本来争う相手ではない診療所と外来患者を取り合いしていると

いった現象も生じているかも知れません。また、何でも受け入れてきたことに限界がきて、患者数が増えず病床利用率が低い、あるいは患者数が減ってきたこともあるでしょう。これはかなり重症です。

　いずれにせよ、分析の結果愕然として両手をあげて諦めるか、分析の結果を熟考し素早く対処するかのいずれかを選択することになります。

（4）最初の病院運営方針の転換「phase-2 患者数増から患者単価増へ－紹介と救急を中心に－」

　誤解を恐れずに言えば、患者数増加に限界を生じた時には、入院であれ外来であれ、目標を患者数増加においた病院運営方針をやめて、患者単価の増加に切りかえることが必要です。もちろん違法なことをして単価を上げろというわけではありません。簡単に言えば、診療の質を上げ診療単価が高くなるような疾患を持った患者さんが集まって来るようにしようということです。

　開院約2年あまりが経過したこの時期に、患者数は増加し収益も増えてはきましたが、医師やコメディカルたちは疲労を訴えるようになってきました。私は開設当初から、とにかく現在ある力を全て使って頑張ろう、一次も救急も患者さんを気持ちよく受け入れようという方針を唱えており、正直なところリーダーとして効率的な運営方針や病院の方向性を厳密に示してはいなかったことを自覚しており、悩んでいました。効率的な病院運営方針としては大いに逆紹介を推進し、紹介患者さんを増やし、苦しむ人を救う救急は医療従事者の義務として断らずに真正面から取り組むべきだと考えてはいましたが、本当にそのような方針が経営上も優れているのかについては自信はありませんでした。また、いくつかの科を除いては、当時の医師のレベルが近隣の大病院と競争して紹介を強く推進（受け入れる）していけるようには思

えませんでした。。

　しかし、機は熟しました。スタッフは患者数の増加への対応に限界を感じ、私自身は自分の所属する循環器科で推進していた逆紹介・紹介には手応えを感じていましたので、逆紹介と紹介を中心とした診療連携を病院全体に積極的に推進する時期だと判断しました。今から考えれば、当然の判断でしたが、当時は医師たちが患者減らしのためだけに逆紹介を行うのではないか、逆紹介を上手に行えずトラブルが起こらないか、結果的に当院の医師が紹介患者さんを診療所医師から奪ってしまう形にならないかなどを心配しました。そのために紹介元にきちんと返事が送られているか、患者さんは紹介元に返されているかなどをチェックし、返されていない場合には紹介を受けた医師に注意を促すようなシステムを作りました。特に入院患者さんを、退院時に診療所に紹介する形を逆紹介の最優先として推進しました。長く通院している外来患者さんを逆紹介している医師もいましたが、その場合はやはり時々トラブルを起こしているようでした。

　また救急や紹介をスムーズにするために、紹介医からの連絡を医師が直接受けるホットラインを設置し、電話の取り次ぎで生じるハザードをなくしました。診療所や病院で手に負えない患者さんを医師自ら迎えに行く、ドクターカーの運用も開始しました。

　受け入れの良さを継続し、逆紹介、紹介、そして救急に力を入れたphase-2の結果を図38に示します。入院患者数はほぼ限界のまま、外来患者総数、再来患者数は徐々に減少し、新規患者数もいったん増加しましたが、その後はほぼ一定になっています。

　図39をご覧ください。上段左の紹介患者数、上段右の逆紹介患者数は急激に増加しました。逆紹介の推進を強力に始めた結果、紹介患者数が急激に増加したと考えられます。救急車搬入患者数も急激に増加

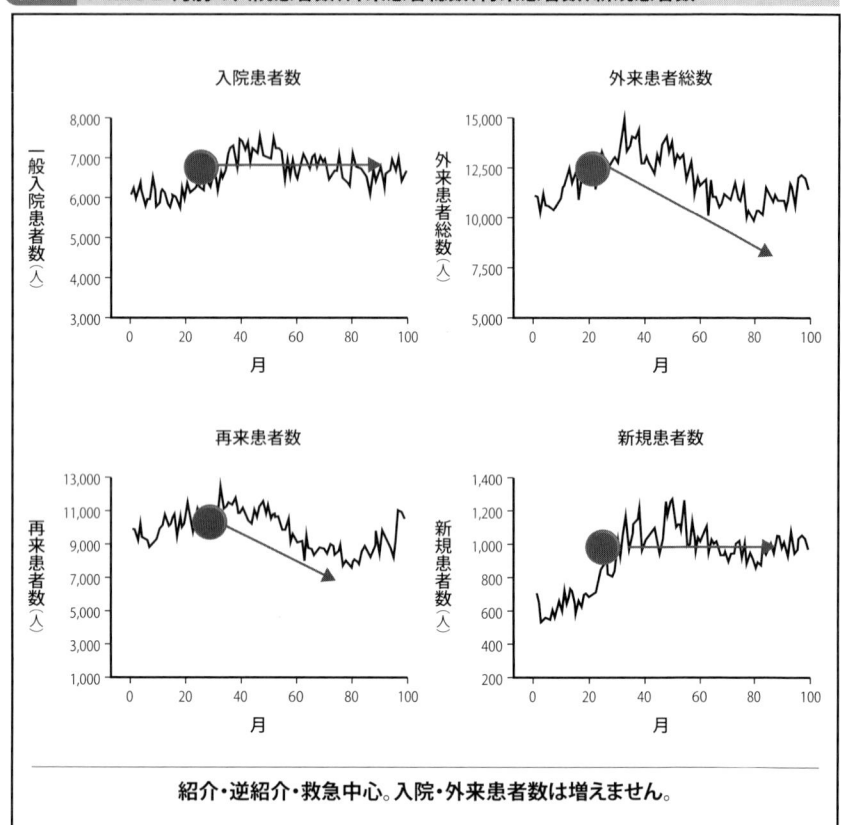

図38 Phase-2：月別の入院患者数、外来患者総数、再来患者数、新規患者数

紹介・逆紹介・救急中心。入院・外来患者数は増えません。

し、初診患者数も着実に増加しました。ところが、驚いたことに、救急車搬入患者数が急激に増加した後で嘘のように一定の台数になり、そのまま長期間救急車搬入患者数は変わりませんでした。多分、私の病院の医療圏では救急車搬入患者数は紹介患者数よりずっと少ないのでしょう。**図39**から分かるように、救急車搬入患者数と比べて紹介患者数、逆紹介患者数、初診患者数の増加は長く続きました。その結果、phase-2 当初は紹介患者数より救急車搬入患者数が多かったのですが、

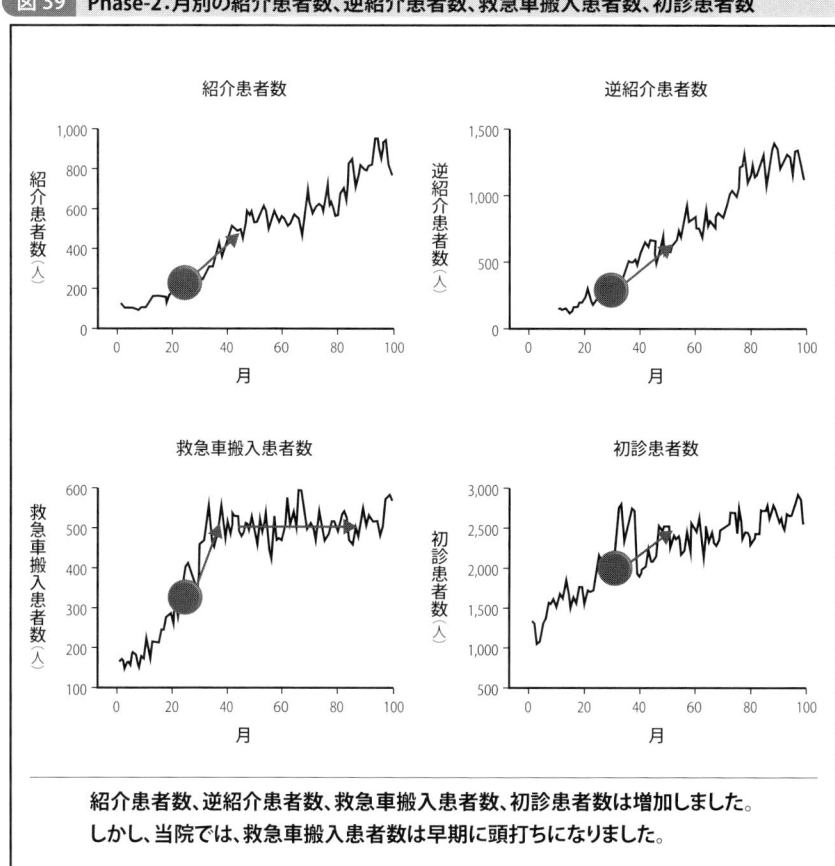

第5章　経済的側面から見た病院経営の発展形態と診療連携の位置付け

図39 Phase-2：月別の紹介患者数、逆紹介患者数、救急車搬入患者数、初診患者数

紹介患者数、逆紹介患者数、救急車搬入患者数、初診患者数は増加しました。
しかし、当院では、救急車搬入患者数は早期に頭打ちになりました。

現在では紹介患者数が多く、さらに逆紹介患者数は紹介患者数よりはるかに多いのです。

　Phase-2では紹介患者数、救急車搬入患者数、初診患者数などが増加し、再来患者数が減少するため外来患者数を構成する患者さんのタイプが異なってきます。その結果、入院患者数があまり変わらないにもかかわらず、入院患者さんの外来から入院へのパターンが変わり、入

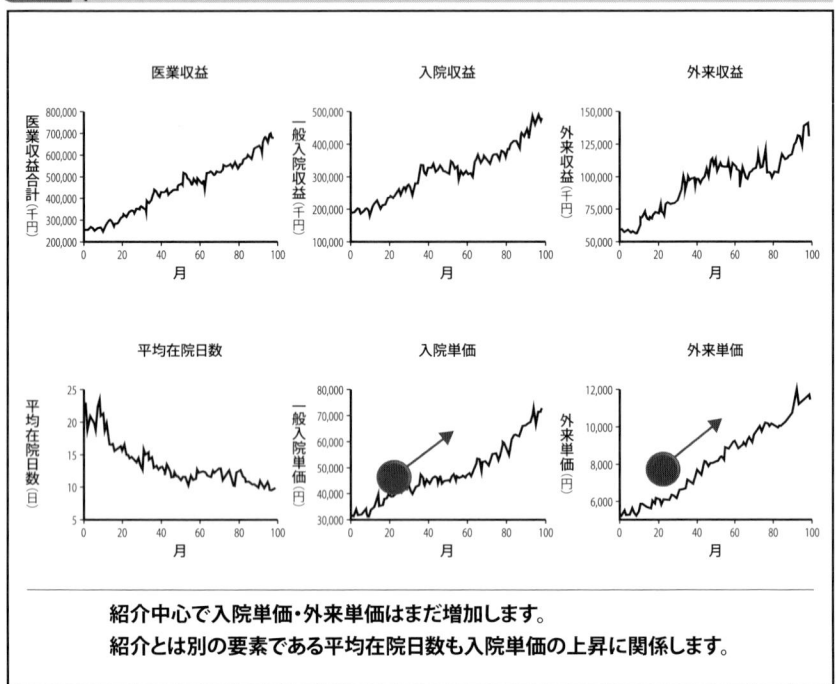

図40 phase-2：月別の医業収益、入院収益、外来収益、平均在院日数、入院単価、外来単価

紹介中心で入院単価・外来単価はまだ増加します。
紹介とは別の要素である平均在院日数も入院単価の上昇に関係します。

院患者数を構成する患者さんのタイプにも変化が生じます。この結果が収益にどう影響するかを見てみましょう。

図40をご覧ください。X軸は全て経過月数です。Y軸は上段左より医業収益、入院収益、外来収益であり、下段左から平均在院日数、入院単価、外来単価を示しました。下段中央の入院単価と下段右の外来単価をご覧ください。Phase-1で限界を来したにもかかわらず、phase-2において紹介と逆紹介、救急を中心に展開した結果、入院単価と外来単価はさらに増加しました。唯一予想に反したことは、救急車搬入患者数がphase-2早期に停滞したことです。決して救急車受け入れを減らそ

うとしたわけではなく、受け入れの良さ、勉強会、消防隊への挨拶回りなどを行い、一生懸命に受け入れをアピールしても大きな変化はありませんでした。さらに、最近のことですが、救命救急センターの認定を受けても救急車搬入患者数に大きな変化はありませんでした。つまりphase-2でも、紹介患者数は逆紹介患者数とともに伸び続けましたが、救急車搬入患者数増加には早期に限界が来ました。この現象は地域的な問題かも知れませんが、普遍的である可能性もあります。Phase-2でも図38、図39に示しましたように、新規患者数増加や救急患者数増加の限界は紹介に比べて比較的早期に起こりました。しかし、救急車搬入患者数増加が止まったにもかかわらず、紹介患者数の増加により、図40に示しましたように、入院単価も外来単価も増加し、入院・外来収益ともに順調に伸びました。しかし、phase 2で行ってきた（1）積極的な救急患者・車の受け入れ、（2）紹介患者を必ず返す、（3）逆紹介の推進、による救急車搬入患者数・紹介患者数の増加にもいつかは限界が来ると考えられます。確かに見ようによっては紹介患者数と逆紹介患者数増加はそろそろ限界かも知れません。そこで、当院の場合には救急車搬入患者数の増加に限界が生じ、紹介患者数、逆紹介患者数の増加に限界が見えた時期をphase-2の終了と考えたいと思います。

（5）ようやくphase-3

「患者数増から患者単価増へ」「紹介と救急を中心に」を合い言葉に推進してきたphase-2もようやく終了しました。図41をご覧ください。

図に示したphase-3では救急車搬入患者数は完全に停滞していますが、逆紹介とともに紹介患者数と紹介患者数の増加に関連すると思われる初診患者数の増加がわずかに認められます。救急車搬入患者数は増加しなくなりましたが、紹介患者数はまだ少しは増加しています。

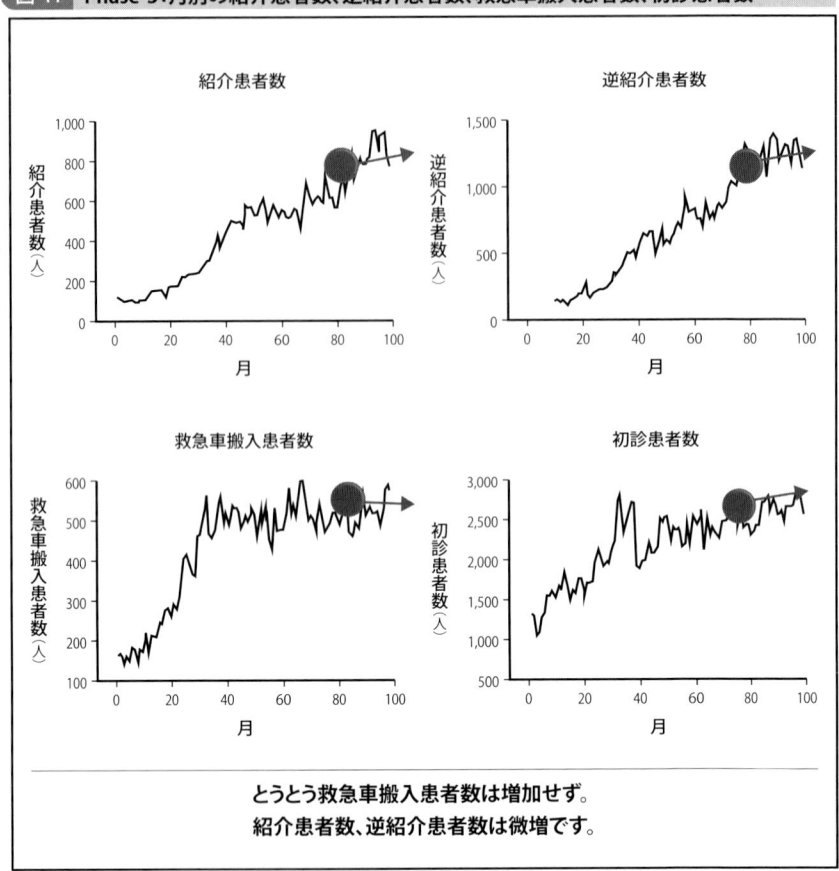

図41 Phase-3：月別の紹介患者数、逆紹介患者数、救急車搬入患者数、初診患者数

とうとう救急車搬入患者数は増加せず。
紹介患者数、逆紹介患者数は微増です。

患者数が減っているわけではありませんので、決して悪い状況ではありませんが、やはり救急車搬入患者数が減少しないように受け入れの良さをキープすることも大切です。しかし、何らかの紹介患者数の増加を目論むか、それ以外の方法で入院単価あるいは外来単価の増加を図る必要があります。**図42**をご覧ください。

　Phase-3では紹介患者数が少し増えていても逆紹介も同じ動きをして

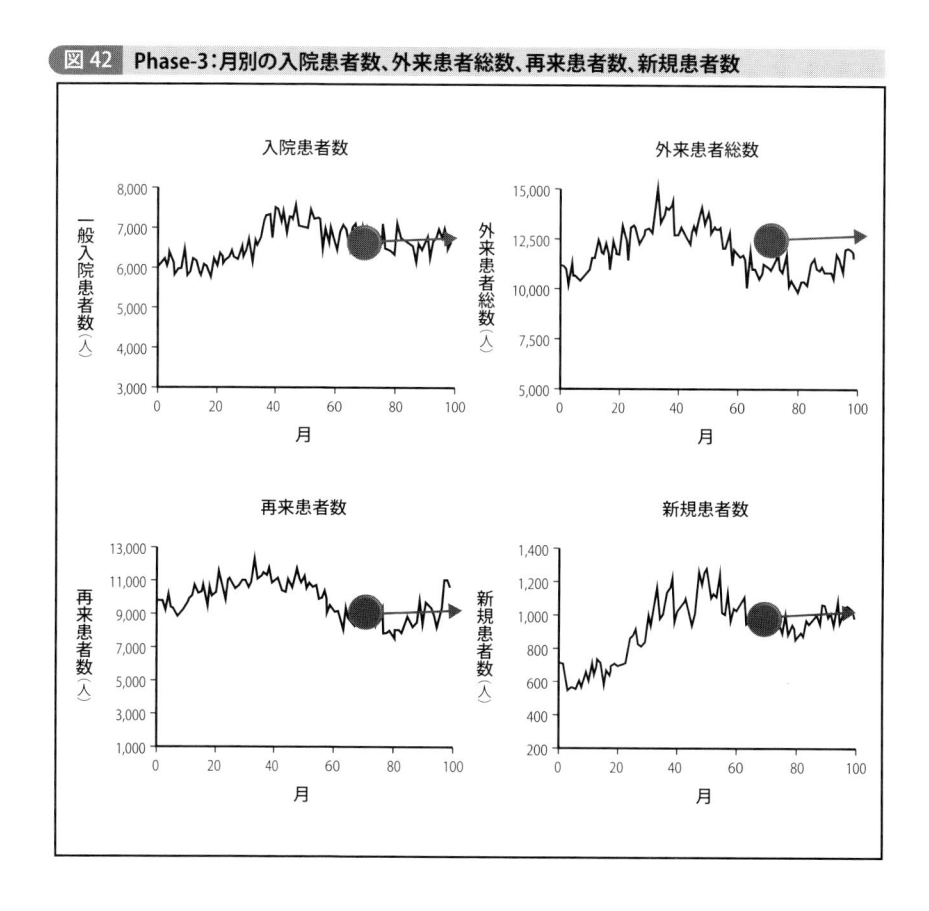

図42 Phase-3:月別の入院患者数、外来患者総数、再来患者数、新規患者数

いますので、月別の入院患者数、外来患者総数、再来患者数、新規患者数に変わりはないようです。入院患者数増加には必ず許可病床数の限界があり、気を抜けば入院患者数までも減少する可能性さえあります。入院患者数増加に限界があることから入院収益の増加には入院単価の増加が重要です。**図43**をご覧ください。

当院のphase-3では何とか下段中央の入院単価、下段右の外来単価ともに継続的に増加させることができました。

図43 Phase-3：月別の医業収益、入院収益、外来収益、平均在院日数、入院単価、外来単価

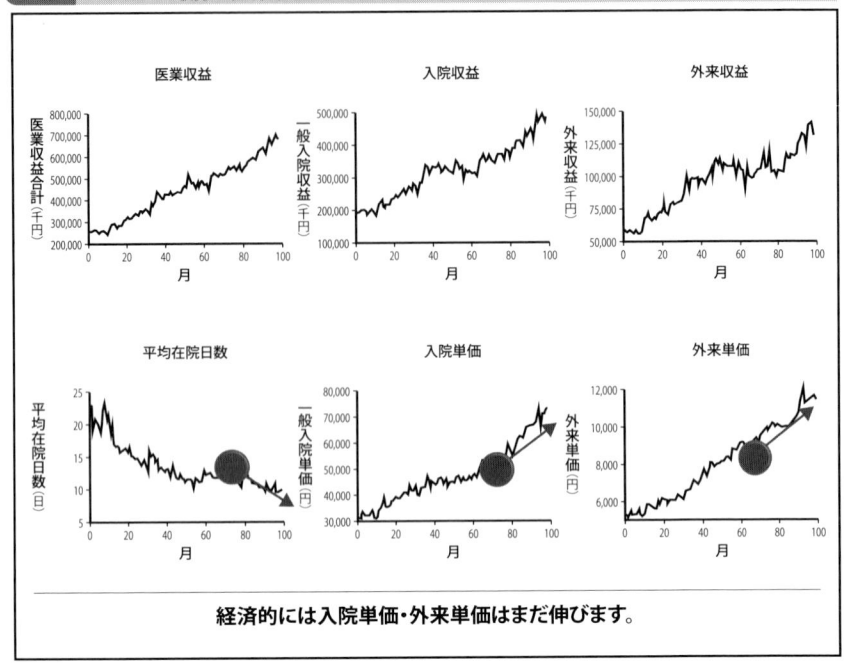

経済的には入院単価・外来単価はまだ伸びます。

　それでは、当院のphase-3においてはどのような方針で臨んだのでしょうか。私は救急車搬入患者数がいつか再度増加するだろうと高をくくっていたのですが、いつまで経っても救急車搬入患者数が増加しないことから、また、救急車搬入患者数と同様に紹介患者数の減少を生じる可能性さえあるために、何らかの対応が必要であると考えました。紹介や救急の受け入れの良さ、逆紹介、紹介患者を必ず元に返すなどの初歩的な診療連携の基本を継続することは重要ですが、さらに単価、特に入院単価を増やすにはどうすればよいかを考えました。この時点では当院の外来スペースの狭さ、駐車場が80台未満というような条件では、外来患者数を増やすオプションもなく入院患者数は既に

限界に近くなっていました。前述したように病院の医業収益には、入院収益が外来収益よりはるかに影響が大きいので、まずは入院単価の増加を推進する方法を考えることになります。もちろん外来単価も重要ですが、ここでは入院単価の向上を優先して考えます。

　そのために取られる比較的簡単な手段は平均在院日数の短縮です。そして、本格的な設備投資、スタッフの増加、高度な技術の導入等です。すなわち入院診療のレベルを上げ、同じ疾患でも早く治療を終え、退院へ持って行きます。その結果、ベッドが空きますので紹介患者数のさらなる増加も目論む必要があります。

　実際には平均在院日数の短縮はどこかのphaseで考えることではなく、本来は病床利用率が上がり、患者さんの受け入れに困難が出始める前から考えておかねばならないことです。

　まず平均在院日数を短縮させる上で最初になされなければならないことは、無駄な入院日数を徹底的に削減することです。これは意外に気付かれていませんが、退院できるようになったら早く帰してあげることに徹すべきです。検査やさまざまな指示が漏れたり、検査や手術、説明などが1日遅くなるだけで平均在院日数に大きな影響が出ます。例えば、平均在院日数が10日前後では1日退院が伸びるだけで約10％入院患者数が減るのです。

　本格的な平均在院日数の短縮には病院の質の改善が必要です。手術や侵襲的な検査、治療などの技術向上による治療成績の改善、クリティカルパスの充実などによって平均在院日数を短縮しなければなりません。同じ患者、同じ手術なら腕のよい外科医の手術成績は良好で入院日数は短いはず、という考えからです。

　経営者としては、より高度な設備、機器の導入、スタッフの質と数の改善、高度な技術の導入等大きな投資を考慮しなければならないこ

とになります。

　分かりやすい例を挙げれば、ICU、CCU、HCU、SCUその他集中治療系のベッド数を増やし、レベルの高い治療を素早く開始し、急性期のリハビリテーションを早期に開始し、早期退院を図るというようなことです。

　基本的には平均在院日数の短縮は入院単価を上げ、医療費総額を減らすものです。もちろん、「平均在院日数を減らせば病床利用率が落ちてしまって困る」というように、需要が少ない場合にはこの手段は限界があります。

　平均在院日数を短縮するということは、さらにワンランク上の病院へのグレードアップを目指すことになります。従って、この手法は紹介患者数を増やす方法でもあります。病院としては特化と集約化を進め専門性の高いセンターを作り、さらには外部からの超専門家の招聘などが必要になってくるかもしれません。この時点でも逆紹介患者数と紹介患者数の増加を常に意識しなければならないのですが、phase-3では質の向上が最も重要と考えられます。病院自体のブランド化と表現してもよいかもしれません。

　釈迦に説法になりますが、病院の医師の仕事は臨床と研究と教育です。大学や、センターとは比率が異なりますが一般病院においても臨床と研究と教育が重要であることに変わりはありません。この３つの分野において優れた医師を自ら育てるか、あるいは獲得できるかがphase-3の重要なポイントになると思われます。この３つの分野の発展のためには病院開設の初期から投資（カネ）が必要であり、その対象は医師などの医療スタッフ（ヒト）であり、先進的な設備・機器（モノ）です。これらがphase-3に求められる質の向上には重要です。実際に研究や教育による評判を挙げる努力は地道で時間がかかるため、病院開設時か

ら継続的に続けなければならないことではないでしょうか。

　当院はphase-3では入院機能の充実を図りました。病棟は、ICU、HCU、SCU、NICU、GCUなどの集中治療系の病室を増やしました。さらに早期に複数の320列CTや血管造影装置を増設し、手術支援ロボットのダ・ヴィンチを導入し、高精度放射線治療装置を導入するなど目に見える質の向上を図りました。現在の当院はphase-3にあるだろうと考えています。もちろんphase-1、2、さらには後述するphase-4いずれの要素も部分的には含んでいるだろうと思います。いずれにせよ、私は紹介患者数の増加を目論んで投資をしました。ただ、基本的には、phase-3は究極の入院単価の追求と考えるべきです。Phase-3は入院中心の発想で病院経営を行う時期なのです。

　実はphase-1〜3で述べたことは、賢明な読者はよくご存じのことだと思います。私は、最も力を入れるべきポイントをタイムリーに（phaseによって）つかみ、スタッフに戦略として分かりやすく示すことが重要であると考えています。

　つまり、それぞれの病院も発展の仕方によってphase-1から順序よく発展するものではなく各phaseの状況は混在しますが、よく状況を見極めて、戦略や戦術を使う必要があると考えます。今回示した急性期病院の定型的な発展形態は状況の把握に役立つと考えられるため、これを頭に描き、的確に病院の方針を決めていただきたいと思います。

（6）Phase-4 外来機能の追求 −入院機能を外来へ−

　Phase-3は入院診療を医学的にも経営的にも追求する時期で、重症の疾患を集中的に治療し、早期に治癒させて退院させるというプロセスです。入院単価は高くとも短い在院日数で結果的に医療費は低く抑えられます。経験豊富で腕のよい医師が活躍でき、患者さんも病院に長

く入院する必要がないという理想的な状況です。

　さあ、それではphase-3を成就した病院は次にどのように発展すべきでしょうか、読者の皆さんはきっともう予測がついていることと思います。

　Phase-3の限界を、すなわち入院患者数には限界が来ており入院単価がこれ以上上がらないと言う状況であると考えれば、残る方法は外来診療を追求することになります。医療経済的に表現すれば外来単価の増加です。つまり、phase-4ではこれまで入院で行ってきた検査や手術やさまざまな治療を、短い入院どころか入院なしで外来診療に移行しようということです。当然のことながら重症であるとか、大手術、侵襲の度合いが強い検査は入院下でしか行えませんが、早期退院を図り外来で入院診療の残りを行い、これまで入院下で行ってきた手術や侵襲的検査の一部を外来で行おうというものです。これまでも低侵襲手術センター等という名称で、疼痛コントロールを丁寧に行って日帰りあるいはそれに近い状況で手術を行っていたところも多いと思います。最近では癌の外来化学療法、放射線治療なども発達してきています。

　Phase-4はこの外来機能を本格化し、結果として外来単価と外来収益を上げようというものです。うまく発展すれば、比較的入院単価の低い検査や入院を外来での診療に移行させることによって、空いた病床をさらに重症の高単価入院診療に回すことができ、入院単価をさらに上げることもできます。

　当院はphase-3にいると思っていますが、一部ではphase-4を導入しています。ここ３年ほど入院単価が８万円足らずで足踏みしています。多分現在の方針では９万円までいくのは難しいと思います。入院単価の多寡ではphase-3の限界を判断するのは困難です。なぜなら、診療科の構成、DPC係数そのほか入院単価を構成する要素はさまざまだから

です。その定義からも明らかですが、入院単価の増加が本格的に足踏みするところがphase-3の限界と考えるべきです。

　今回示した一般病院の発展形式を定型的に歩む病院はほんの一部でしかないでしょう。多くの病院はここに示した病院の発展過程を見て、地域の需要や病院の供給体制を考えて対応して行くことになるでしょう。例えば、当院はphase-3の入院診療を追求しながら、phase-4の典型である日帰り手術センターや日帰りの血管造影などを導入しています。このような病院はむしろありふれていると言うべきでしょう。Phaseというより単なる戦略と考えてもよいのかも知れません。

　私が提示した一般病院の例は急性期病院を追求した一つのモデルです。しかし、このモデルにはさまざまな要素が含まれており、この発展形態の理解は必ず病院経営に役立つと考えられます。すなわちこの定型モデルを利用して発展する病院にとって役立つのみならず、慢性期を中心とした病院の経営モデルの戦略作りに必要な一般病院の動きが示されているからです。当然診療所の医師がこのモデルを通して一般病院との診療連携を上手に行うことにも役立つと考えられます。

　つまり、一般病院のみならず、診療連携を行う診療所、中小病院、大病院、さらには有名病院、特定機能病院など連携を必要としないいずれの施設の経営にも役立つはずです。

　実際に一般病院の経営を行い、究極の病院間の競争を勝ち抜くことを発展と言うなら、一般病院の発展の典型はこの章で述べてきたような形になると考えています。この章では一般病院の発展の一つのモデルを示しました。

　繰り返しますが、このモデルを頭に入れて、ご自分の病院の置かれた立場や時期(phase)、状況で、実際のスタッフ、地域性、現状の設備、機器などを考慮に入れて、今後の方針をお決めになることにお役に立

てれば幸いです。

(7) 一般病院の発展における診療連携の意義

　もうお気付きのことと思いますが、このような病院の発展(変化)を遂げるには患者さんが存在し、集まってくることが重要です。しかし、患者数の増加だけではあまりに診療効率が悪く、願わくは、勤務医や医療スタッフ、病院は、病院が診療すべき患者さんが集まることを期待しています。

　私は、いずれの時期の病院においても、病院が診療すべき患者さんを集めるための最適な機能は診療所を中心とした一次の診療を行う医師にあり、病院が病院たるゆえんを発揮するには良好な診療連携が必要欠くべからざるものだと考えています。

エピローグ

　診療連携の重要性を説くといつも同じ反応があります。「知っているよ、外来患者数を減らして入院機能に徹して診療した方が効率がいいと言いたいんだろう？」と。診療連携について考える時に、たとえ長期間処方して、実外来患者数を減らすことなく外来患者数を減らしても、外来対応医師を増やして医師1人当たりの外来患者数を増やさずに病院の入院機能を維持しても、囲い込みをして患者確保に走っても、敬意を持って逆紹介をしなければ、紹介患者数を増やすこともままならないのみならず、診療所の医師との本当の診療連携は醸成されないということを、忘れないでいただきたいと思います。医療を受けるという意味では、医療は患者さんのためのものです。しかし、医療を医療費や医療制度という面から考えれば、医療機能分担の架け橋である診療連携は、患者さんが好むと好まざるにかかわらず推進しなければならないものであり、その結果患者さんもより良い診療を受けられることになるはずです。

　最後になりますが、私が勤務医だった頃、私はお金を目的として仕事をしているのではない、良い医療をするために働いている等と口にしてしまいました。自分が経営者になって初めて、このような青臭い生意気なことを言う権利を当時の病院長が守ってくれていたのだということが分かりました。

索引 INDEX

■ あ ■

- 挨拶回り ▶ 94
- 医業収益 ▶ 22，24，43，53，62，71，113
- 医業収益と医師1人当たりの各種患者数の関係 ▶ 44
- 医業収益と入院・外来収益の関係 ▶ 24
- 医業収益と各種患者数の関係 ▶ 26
- 医業収益に影響する因子 ▶ 21
- 医業収益に影響するベンチマーク指標 ▶ 21，22
- 医業収益の動向 ▶ 43
- 医業収益の変動予想 ▶ 53
- 医業収益を増やす ▶ 23
- 医師がキーパーソン ▶ 92
- 医師の診療能力の限界 ▶ 46，47
- 医師の診療能力の限界時に起きる現象（外来）▶ 48
- 医師の診療能力の限界時に起きる現象（入院）▶ 52
- 医師1人当たりの患者数 ▶ 28，33，41，49，51，53
- 医師1人当たりの外来収益 ▶ 49
- 医師1人当たりの外来収益、入院収益、医業収益 ▶ 50
- 医師1人当たりの患者数が及ぼす医業・入院・外来収益と入院・外来単価の変動 ▶ 54
- 医師1人当たりの患者数が及ぼす外来・入院の収益・単価の変動 ▶ 42
- 医師1人当たりの患者数に伴う外来単価と外来収益の変動 ▶ 36
- 医療機能分担 ▶ 13，20，29，37，47，53，79，108
- 医療機能分担の観点からみた入院収益と入院単価の変動 ▶ 37
- 医療機能分担の観点からみた医業収益、外来・入院収益と外来・入院単価の変動 ▶ 53
- 医療経済 ▶ 45，146

■ か ■

- 外来患者数 ▶ 25，35，48，51
- 外来患者総数 ▶ 26，114，131
- 外来収益 ▶ 23，24，30，32，36，71，113，138，146
- 外来収益と医師1人当たりの各種患者数の関係 ▶ 32，37
- 外来収益と各種患者数の関係 ▶ 30，34
- 外来診療単価 ▶ 34
- 外来単価と医師1人当たりの外来患者数の関係 ▶ 51
- 外来単価 ▶ 25，26，33，48，51，113，138，142
- 外来単価と医師1人当たりの各種患者数の関係 ▶ 33
- 外来担当医が直接患者さんを招き入れる ▶ 102
- 各種外来患者数の平滑化曲線の比較 ▶ 76
- 囲い込みが医療機能分担を損なう ▶ 89
- 逆紹介患者数 ▶ 68，69，71，74，116，117，126，133，139，140
- 逆紹介患者数と各種患者数の関係 ▶ 69，71
- 逆紹介患者数と各種患者数の変化 ▶ 74
- 逆紹介患者数と各種単価・収益との関係 ▶ 72
- 逆紹介患者数の変化を基準に各種患者数の変化を比較 ▶ 75
- 逆紹介先からの紹介患者が増える ▶ 80
- 逆紹介患者数と紹介患者数の関係 ▶ 77
- 逆紹介の場所は基本的には病棟 ▶ 82

- 逆紹介の推進▶ 74, 80, 82, 135, 139
- 逆紹介のポイントは退院時▶ 81
- 逆紹介の本質▶ 81
- 逆紹介率▶ 81, 118, 119, 121, 129
- 救急医療は病院の義務▶ 105
- 救急患者の依頼は受け入れる▶ 99
- 救急車搬入患者数▶ 27, 77, 85, 116, 117, 126, 133, 136, 140
- 救急の充実▶ 99

■ さ ■

- 時間外救急車搬入患者数▶ 23, 27
- 時間内救急車搬入患者数▶ 23, 27
- 紹介患者数▶ 27, 77, 116, 126, 133, 139, 144
- 紹介患者と救急患者を中心とした診療形態▶ 64
- 紹介患者はすぐに紹介先の科へ案内する▶ 104
- 紹介元に患者さんを必ず返す▶ 94
- 紹介率▶ 27, 118
- 紹介率より逆紹介率が高いこと▶ 81
- 初診患者数▶ 116, 127, 137, 140
- 初診患者率▶ 118
- 新規患者数▶ 27, 114, 115, 128, 135, 139
- 新規患者率▶ 118
- 診療連携サイクル▶ 79, 80
- 診療連携システムのマネージメント▶ 93
- 診療連携のTIPS▶ 92
- 診療連携の会▶ 96

■ た ■

- 知識や技術の共有▶ 98

- 手に入りやすい医業指標▶ 113
- ドクターカーを運用▶ 99
- トップのリーダーシップが重要▶ 93

■ に ■

- 入院患者数▶ 24, 25, 52, 114, 115, 128, 131, 136, 141
- 入院機能と救急医療▶ 16
- 入院収益▶ 23, 24, 37, 53, 113, 114, 138, 142
- 入院収益と医師1人当たりの各種患者数の関係▶ 37
- 入院診療単価▶ 24
- 入院単価と医師1人当たりの入院患者数の関係▶ 53
- 入院単価▶ 25, 38, 53, 113, 114, 138, 142
- 入院単価と医師1人当たりの各種患者数の関係▶ 39

■ は ■

- 発展途上で考える病院経営▶ 124
- 病院本来の仕事▶ 80
- 病院機能の集約化▶ 29
- 病院勤務医の診療意欲▶ 45
- 病院経営の研究▶ 22
- 病院の仕事▶ 15, 94
- 病院の宣伝▶ 107
- 病床利用率▶ 62, 143
- 病床利用率と入院収益・医業収益の相関▶ 62
- Phase-1　何が何でも患者数増▶ 124
- Phase-1　日本医療機能評価機構による病院機能評価▶ 129
- Phase-1　病院医療の安全と質▶ 129

151

索引 INDEX

- Phase-1　病院は病院らしく ▶ 126
- Phase-2　患者数増から患者単価増へ ▶ 134
- Phase-2　逆紹介と紹介を中心とした
　　　　　診療連携 ▶ 135
- Phase-2　紹介医からのホットライン ▶ 135
- Phase-2　ドクターカーの運用 ▶ 135
- Phase-3　入院機能の充実 ▶ 145
- Phase-3　病院医師の仕事は臨床と
　　　　　研究と教育 ▶ 144
- Phase-3　平均在院日数の短縮 ▶ 143
- Phase-4　外来単価の増加 ▶ 146
- Phase-4　癌の外来化学療法、
　　　　　放射線治療 ▶ 146
- Phase-4　低侵襲手術センター ▶ 146
- 平均在院日数の短縮 ▶ 65，66，114
- 平均在院日数と入院単価・収益、
　医業収益の関係 ▶ 65
- 平均在院日数と入院単価の経時的推移 ▶ 66

PROFILE

沼田 裕一（ぬまた ゆういち）

1956年熊本市生まれ。自治医科大学卒業後、熊本赤十字病院にて研修、併せて9年間熊本県のへき地医療に従事し、1991年より熊本赤十字病院にて循環器科医師として診療に携わる。2001年から横須賀市立うわまち病院開設準備に当たり、2002年開設、以後現在まで管理者として病院経営に従事。2014年公益社団法人地域医療振興協会副理事長に就任。

本気で取り組む診療連携

2015年4月21日　第1版1刷発行

著　者　沼田　裕一
発行者　西澤　行人
発行所　株式会社メディカルサイエンス社
　　　　〒150-0002　東京都渋谷区渋谷1-3-9　東海堂渋谷ビル7F
　　　　Tel 03-6427-4501　Fax 03-6427-4577
　　　　http://medcs.jp/
印刷・製本　日経印刷株式会社

ⒸYuichi Numata. 2015
乱調・落丁は、送料小社負担にてお取替えします。
本書の内容の一部または全部を無断で複写・複製・転載することを禁じます。

Medical Science Publishing Co.,Ltd.2015 Printed in Japan
ISBN 978-4-903843-69-8 C3047